Atem- und Bewegungstherapie bei Pulmonaler Hypertonie

UNI-MED Verlag AG
Bremen - London - Boston

Ihle, Franziska; Weise, Sabine:
Atem- und Bewegungstherapie bei Pulmonaler Hypertonie/Franziska Ihle, Sabine Weise.-
1. Auflage - Bremen: UNI-MED, 2015

Printed in Germany

Die Erkenntnisse der Medizin unterliegen einem ständigen Wandel durch Forschung und klinische Erfahrungen. Die Autoren dieses Werkes haben große Sorgfalt darauf verwendet, dass die gemachten Angaben dem derzeitigen Wissensstand entsprechen. Das entbindet den Benutzer aber nicht von der Verpflichtung, seine Diagnostik und Therapie in eigener Verantwortung zu bestimmen.

Geschützte Warennamen (Warenzeichen) werden nicht besonders kenntlich gemacht. Aus dem Fehlen eines solchen Hinweises kann also nicht geschlossen werden, dass es sich um einen freien Warennamen handele.

UNI-MED. Die beste Medizin.

In der Reihe UNI-MED SCIENCE werden aktuelle Forschungsergebnisse zur Diagnostik und Therapie wichtiger Erkrankungen "state of the art" dargestellt. Die Publikationen zeichnen sich durch höchste wissenschaftliche Kompetenz und anspruchsvolle Präsentation aus. Die Autoren sind Meinungsbildner auf ihren Fachgebieten.

Vorwort und Danksagung

Galt körperliche Bewegung bei Pulmonaler Hypertonie lange Zeit als kontraindiziert, ist heutzutage eine kontrollierte Bewegung unter ärztlicher Aufsicht für Patienten mit Pulmonaler Hypertonie eine anerkannte supportive Therapieform parallel zu einer optimierten medikamentösen und symptomatischen Behandlung.

Die bedeutsame Studie der Thoraxklinik der Universität Heidelberg in Zusammenarbeit mit der Rehabilitationsklinik Königstuhl aus dem Jahr 2006 zeigte erstmals, dass körperliches Training einen positiven Effekt auf die physische Leistungsfähigkeit und subjektive Lebensqualität von Patienten mit Pulmonaler Hypertonie ausüben kann.

Inspiriert von diesen neuen wissenschaftlichen Erkenntnissen wurde im Jahr 2009 eine ambulante Atem- und Bewegungstherapie für Patienten mit Pulmonaler Hypertonie in Zusammenarbeit mit dem Pulmonale Hypertonie e.V. Landesverband Bayern unter Direktion von Professor Dr. med. Jürgen Behr am Klinikum der Ludwig-Maximilians-Universität München/Grosshadern ins Leben gerufen.

Als großes universitäres Klinikum sollte die Möglichkeit einer interdisziplinären Zusammenarbeit genutzt werden, um den zu behandelnden Patienten eine bestmögliche unterstützende Therapieform nach heute gültigen wissenschaftlichen Erkenntnissen zu gewähren.

Im Unterschied zu den bisherigen Erfahrungen war es das spezifische Ziel, erstmals das Angebot einer ambulanten therapeutischen Gruppe zu ermöglichen. Dabei ist die Aktivität stets maßvoll und folgt dem persönlichen Leistungsniveau des einzelnen Patienten. Neben einem langsamen Aufbau von Muskulatur und Leistungsfähigkeit wird insbesondere die Koordination von Atmung und Bewegung für den Alltag geschult, um eine Rechtsherzbelastung durch eine unkontrollierte Vorlasterhöhung zu vermeiden.

Der vorliegende Beitrag soll der/dem interessierten/m Ärztin/Arzt bzw. Physiotherapeutin/Physiotherapeuten ein praktischer Leitfaden sein für die Durchführung physiotherapeutischer Atem- und Bewegungsübungen speziell abgestimmt für Patienten mit Pulmonaler Hypertonie. Darüber hinaus sollen dem Leser Hintergrundinformationen über Pathomechanismen und damit verbunden besondere Vorsichtsmaßnahmen vermittelt werden, die die körperliche Leistungsfähigkeit bei Patienten mit Pulmonaler Hypertonie limitiert. Durch dieses Wissen in Kombination mit spezifischen physiotherapeutischen Übungen ist es möglich, Patienten mit Pulmonaler Hypertonie mehr Aktivität zu gewähren und damit ein höheres Maß an individueller gesundheitsbezogener Lebensqualität.

Außerdem sollen die aufgeführten Übungen mit einer Vielzahl an erläuternden Abbildungen eine Anleitung sein zur praktischen Durchführung physiotherapeutischer Übungen für Patienten mit Pulmonaler Hypertonie - unter ärztlicher und physiotherapeutischer Aufsicht.

Unser Dank gilt den engagierten Schülerinnen und Schülern der Physiotherapieschule am Klinikum der Universität München, Campus Grosshadern. Durch ihre Einsatzbereitschaft konnten wir die bestmögliche physiotherapeutische Betreuung jedes einzelnen Patienten ermöglichen. Zudem waren die Schüler grundlegend an den Abbildungen und Instruktionen für eine Veranschaulichung der Übungen beteiligt.

Ebenso dankbar hervorgehoben seien alle Patienten, die durch ihre bereitwillige Mitarbeit erst die Grundlage für die Erstellung der vorliegenden Arbeit geschaffen haben.

Herrn Professor Dr. med. Jürgen Behr und Herrn Privatdozent Dr. med. Claus Neurohr danken wir sehr herzlich für die wertvolle wissenschaftliche und konstruktive Unterstützung bei der Anfertigung der Arbeit.

München, im Januar 2015 *Franziska Ihle, Sabine Weise*

Geleitwort

Dieses Buch ist im Gedenken an Herrn Gerhard Vollmar, ehem. Leiter des Pulmonale Hypertonie e.V., Landesverbandes Bayern und seiner Ehefrau Monika Vollmar, ehem. stellvertretende Leiterin des Pulmonale Hypertonie e.V. Landesverbandes Bayern gewidmet. Das Ehepaar Vollmar hat durch seinen engagierten Einsatz den Anstoß zu dem nunmehr seit fünf Jahren erfolgreich etablierten ambulanten Physiotherapieprogramm für Patienten mit Pulmonaler Hypertonie am Klinikum der Universität München bedingt. Ihr beispielhafter Einsatz wird uns anerkennend in Erinnerung bleiben.

München, im Januar 2015

Autoren

Dr. rer. biol. hum. Franziska Ihle
Klinikum der Ludwig-Maximilians-Universität München
Medizinischen Klinik und Poliklinik V-Pneumologie
Marchioninistraße 15
81377 München

und

Comprehensive Pneumology Center (Ludwig-Maximilians-Universität, Asklepios Fachkliniken München-Gauting und Helmholtz Zentrum)
Max-Lebsche Platz 31
81377 München

Kap. 4., 7., 8.

Sabine Weise
Klinikum der Ludwig-Maximilians-Universität München
Lehrphysiotherapeutin der Inneren Medizin der Berufsfachschule für Physiotherapie
Marchioninistraße 15
81377 München

Kap. 2., 3., 5., 6.

Schülerinnen und Schüler der Berufsfachschule für Physiotherapie am
Klinikum der Ludwig-Maximilians-Universität München
Marchioninistraße 15
81377 München

Dr. med. Carlos Bäzner
Klinik Augustinum München
Wolkerweg 16
81375 München
Gastbeitrag *Kap. 1.2.*

Inhaltsverzeichnis

Die Pulmonale Hypertonie

1. Die Pulmonale Hypertonie

1.1. Pulmonale Hypertonie – die Erkrankung im Überblick (für den interessierten Laien)

Der Blutkreislauf lässt sich untergliedern in einen großen Körperkreislauf und einen kleinen Lungenkreislauf (☞ Abb. 1.1).

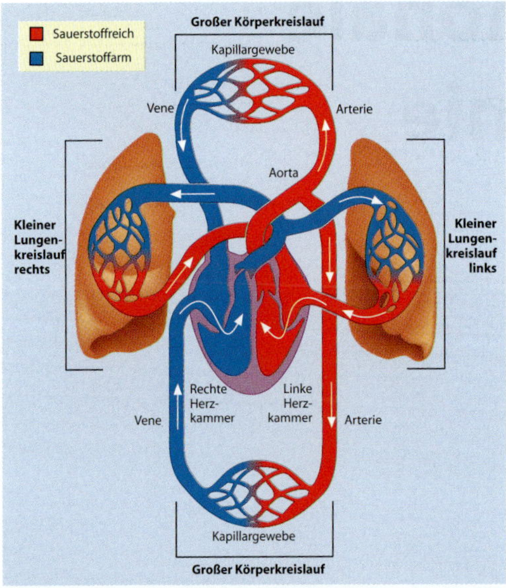

Abb. 1.1: Sauerstoffarmes Blut (blau) wird vom rechten Herzen in die Lunge gepumpt. Dort wird es mit Sauerstoff angereichert und dem linken Herz zugeführt.

Bei der Pulmonalen Hypertonie verursacht eine Verengung der Lungenarterien eine Erhöhung des Gefäßwiderstandes im kleinen Kreislauf (Lungenkreislauf). Dadurch kommt es zu einem Anstieg des Blutdruckes im Lungenkreislauf und zu einer Behinderung der Diffusion (Gasaustauschstörung zwischen Sauerstoff und Kohlendioxid).

1.1.1. Die Belastung des rechten Herzens bei der Pulmonalen Hypertonie

Als Folge des hohen Gefäßwiderstandes im kleinen Kreislauf steigt die Druckbelastung auf das rechte Herz. Das rechte Herz pumpt das verbrauchte sauerstoffarme Blut aus dem Körper zur Wiederaufbereitung in den Lungenkreislauf. Der Blutdruck im Lungenkreislauf beträgt physiologisch nur ein Zehntel des Blutdruckes im großen Kreislauf. Weil das rechte Herz nur gegen diesen sehr geringen Gefäßwiderstand anpumpen muss, ist es im Gegensatz zum linken Herz nur mit einer dünnen Muskelwand ausgestattet (☞ Abb. 1.2 oben).

Steigt nun durch den hohen Gefäßwiderstand im Lungenkreislauf die Druckbelastung auf das rechte Herz, passen sich zunächst die Muskelfasern der rechten Herzwand dem wachsenden Druck an und verdicken sich. Auf Dauer überlastet der Lungenhochdruck die von Natur aus dünne Muskelwand des rechten Herzens. Der Herzmuskel überdehnt und wird geschädigt (☞ Abb. 1.2 unten).

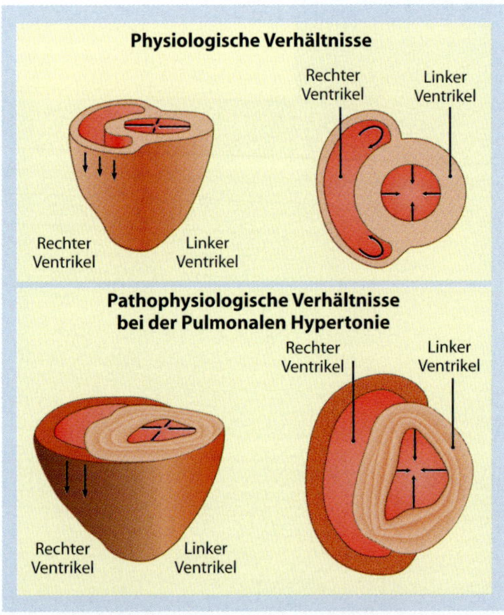

Abb. 1.2: **Oben:** Physiologische Ventrikel des rechten und linken Herzens. Das linke Herz hat einen runden Querschnitt und eine dicke Muskelwand und kontrahiert sich konzentrisch. Das rechte Herz hat einen ovalen Querschnitt und eine dünne Muskelwand. Bei Kontraktion verkürzen sich die Muskelfasern in Richtung Herzspitze. Durch diese unterschiedliche Muskelfaserausrichtung des linken und rechten Herzens kann in der gemeinsamen Kontraktion das Blut mit unterschiedlichem Druck in die beiden Kreisläufe gepumpt werden. **Unten:** Pathophysiologisch veränderte Ventrikel bei pulmonaler Hypertonie. Bei erhöhter Vorlast überdehnt der rechte Ventrikel. Die hohe Volumenbelastung des rechten Ventrikels komprimiert den linken Ventrikel.

Als Resultat entwickelt sich häufig eine Rechtsherzinsuffizienz (eine Schwäche des rechten Herzens). Diese schränkt die körperliche Belastbarkeit der Betroffenen stark ein. Jede zusätzliche Volumenbelastung der rechten Herzkammer (Vorlasterhöhung), wie sie beim Bücken oder nach Pressatmung geschieht, kann gefährliche bis lebensbedrohliche Folgen haben. Deshalb muss bei Pulmonaler Hypertonie das rechte Herz vor Überlastung im Alltag und bei sportlichen Aktivitäten geschützt werden.

1.1.2. Die häufigsten Symptome

Die Pulmonale Hypertonie beginnt meist mit unspezifischen Symptomen wie einer schnellen Ermüdbarkeit bei körperlicher Belastung und Atemnot. Im weiteren kann es zu Ohnmachtsanfällen kommen (☞ Tab. 1.1).

	Erwachsene n=1.287
Dyspnoe unter Belastung	85 %
Synkopen	19 %
Erschöpfung	24 %
Schwindel	15 %
Palpitationen	12 %
Ödeme	22 %

Tab. 1.1: Symptome bei Diagnose einer IPAH/HPAH, US REVEAL Register, Barst et al., J Heart Lung Transplant 2009; 28: 146 (Poster).

1.1.3. Die Einschätzung des Schweregrades der Erkrankung

Die Auswirkung der Pulmonalen Hypertonie auf die körperliche Leistungsfähigkeit und damit die Einschätzung des Schweregrades der Erkrankung wird anhand einer Klassifikation der Weltgesundheitsorganisation (abgekürzt: WHO) durchgeführt (☞ Tab. 1.2).

Klassifikation der WHO	Definition
I	• Die körperliche Leistungsfähigkeit ist nicht beeinträchtigt. • Eine normale körperliche Belastung verursacht weder Kurzatmigkeit, Müdigkeitsgefühl, Brustschmerzen oder Unwohlsein noch das Gefühl einer Ohnmacht nahe zu sein.
II	• Keine Beschwerden in Ruhe. • Eine normale körperliche Aktivität führt zu Kurzatmigkeit, Müdigkeitsgefühl, Brustschmerzen oder Unwohlsein oder das Gefühl einer Ohnmacht nahe zu sein.
III	• Keine Beschwerden bei Ruhe. • Minimale körperliche Belastungen führen zu Kurzatmigkeit, Müdigkeitsgefühl, Brustschmerzen oder Unwohlsein oder das Gefühl einer Ohnmacht nahe zu sein
IV	• Unfähig irgendeine körperliche Aktivität durchzuführen. • Kurzatmigkeit und/oder Müdigkeitsgefühl können in Ruhe vorkommen. • Die Symptome verstärken sich bei der kleinsten Aktivitätssteigerung.

Tab. 1.2: WHO-Klassifikation des Schweregrades der Pulmonalen Hypertonie. Hoeper et al., European Guidelines 2009, Pneumologie 2010;64(7).

1.1.4. Die Rechtsherzkatheteruntersuchung

Die Rechtsherzkatheteruntersuchung ist die verpflichtende Untersuchung für die Diagnosestellung und genaue Charakterisierung der Pulmonalen Hypertonie.

Hierbei wird über drei verschiedene Zugangswege mit Hilfe eines Katheters der mittlere Druck in der Lungenarterie gemessen (☞ Abb. 1.3). Der normale Blutdruck im Lungenkreislauf beträgt 14 ± 3 mmHg (Millimeter Quecksilbersäule). Ist der Druck auf ≥25 mmHg erhöht, spricht man von der Pulmonalen Hypertonie.

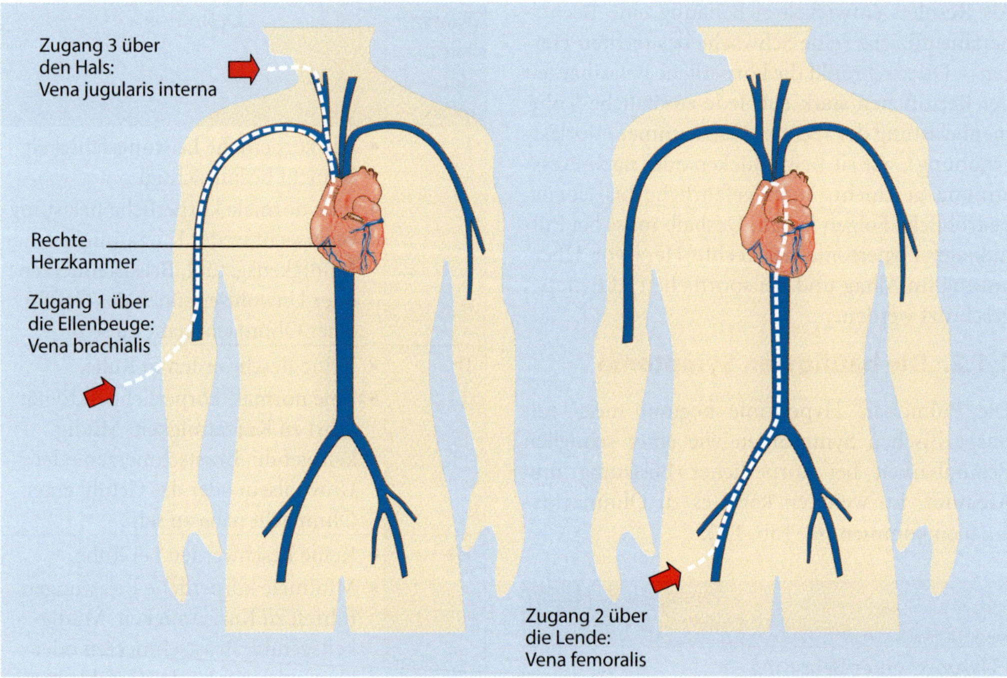

Abb. 1.3: Zugangswege bei der Rechtherzkatheteruntersuchung.

1.1.5. Die Einteilung der Pulmonalen Hypertonie

Je nach Ursache der Pulmonalen Hypertonie teilt man die Erkrankung in verschiedene Formen ein (☞ Tab. 1.3). Neben einer spontanen Erkrankung ohne ersichtlichen Grund ("idiopathisch") gibt es eine genetische Veranlagung ("familiär") der Pulmonalen Hypertonie. Auch bestimmte Medikamente oder Drogen können die Erkrankung verursachen. Zudem kann sich aus einer bereits bestehenden Vorerkrankung eine Pulmonale Hypertonie entwickeln (z.B. bei Linksherzerkrankungen oder Lungenerkrankungen).

1.1.6. Die Entstehung der Pulmonal Arteriellen Hypertonie

Bei der Pulmonalen Arteriellen Hypertonie liegt meist eine Schädigung der innersten Gefäßwandzellen der Lungenarterien vor. In deren Folge kommt es

- zu einer Verengung der Gefäße
- zu einer Verdickung der Gefäßwandschicht
- zu lokalen Blutgerinnseln

1.1.7. Medikamente zur Behandlung der Pulmonal Arteriellen Hypertonie

Leider steht derzeit nur für die Klassifikation der pulmonal arteriellen Hypertonie eine medikamentöse Therapie zur Verfügung. Hierbei unterscheidet man zwischen drei Substanzklassen

- Endothelin-Rezeptor-Antagonisten
- Phosphodiesterase-5-Inhibitoren
- Prostanoide
- Riociguat: Stimulator der löslichen Guanylat-Cyclase (sGC)

Die Medikamente besitzen unterschiedliche Wirkweisen, allen gemein ist jedoch, dass sie zu einer Erweiterung der verengten Gefäße führen und einem Zellwachstum der Gefäßwand sowie der Bildung von Blutgerinnseln entgegenwirken. All dies führt zu einer Verringerung des Blutdrucks im Lungenkreislauf.

1.1.8. Unterstützende Behandlung der Pulmonalen Hypertonie

Neben einer spezifischen Medikation (für die Pulmonal Arterielle Hypertonie) stehen zusätzlich

Pulmonale Arterielle Hypertonie (PAH)
• Idiopathisch (IPAH) • Hereditär (HPAH)-BMPR2, ALK1 • Medikamenten-/Drogen-induziert • Assoziiert mit (APAH): - Kollagenose - HIV-Infektion - Portale Hypertension - Kongenitale Vitien mit Li-Re-Shunt - Schistosomiasis - Hämolytische Anämie • Persistierende PH des Neugeborenen
Pulmonale venooklusive Erkrankung (PVOD) und pulmonale kapilläre Hämangiomatose (PCH)
PH bei Linksherzerkrankungen
• Systolische Herzinsuffizienz • Diastolische Herzinsuffizienz • Valvuläre Erkrankungen
PH bei Lungenerkrankungen/Hypoxie
• Chronisch obstruktive Lungenerkrankung • Interstitielle Lungenerkrankung • Andere Lungenerkrankungen mit gemischt-restriktivem/obstruktivem Muster • Schlafbezogene Atemstörungen • Erkrankungen mit alveolärer Hypoventilation • Chronischer Aufenthalt in großer Höhe • Bronchopulmonale Dysplasie (BPD) • Pulmonale Fehlentwicklungen
Chronisch thromboembolische Pulmonale Hypertonie (CTEPH)
PH bei unklarer/multifaktorieller Ursache
• Hämatologische Erkrankungen • Systemerkrankungen • Metabolische Erkrankungen • Kongenitale Vitien (andere als Li-Re-Shunt) • Sonstige

Tab. 1.3: Ursachen der Pulmonalen Hypertonie.
Auszug aus den ESC-EBS "Guidelines on the Diagnosis and Treatment of Pulmonary Hypertension.", European Heart Journal 2009:2493-2537.

eine Reihe unterstützender Therapien zur Verfügung. Hierzu zählen

- Arzneimittel, die eine Ausschwemmung von Wasser aus dem Körper bewirken
- Arzneimittel, die eine Bildung von Blutgerinnseln entgegenwirken
- Arzneimittel, die bei Herzerkrankungen Anwendung finden
- Eine Langzeitsauerstofftherapie
- Eine Atem- und Bewegungstherapie zur Steigerung der körperlichen und der gesundheitsbezogenen Lebensqualität.

Die unterstützende Behandlung einer Atem- und Bewegungstherapie wird Ihnen anhand dieses Buches theoretisch und praktisch ausführlich erläutert.

1.2. Pulmonale Hypertonie – die Erkrankung im Detail

1.2.1. Definitionen der Pulmonalen Hypertonie

Bis zur WHO Konferenz in Dana Point 2009 wurde die PH als Erhöhung des pulmonalen Mitteldruckes (PAPm) auf ≥25 mmHg definiert. Allerdings sind die Normwerte für den pulmonalen Mitteldruck differenzierter zu betrachten. Das Ergebnis einer großen Studie zeigt nämlich, dass der Normwert für den pulmonalarteriellen Mitteldruck (PAPm) bei ≤20 mmHg liegt. Als Folge dessen verbleibt ein Graubereich von PA-Mitteldrücken von 21-24 mmHg.

Die bis vor kurzem gültige Definition eines Anstiegs des PAPm > 30 mmHg unter Belastung wurde verworfen, nachdem Untersuchungen zeigten, dass bei Lungengesunden unter Belastung weit höhere Druckwerte physiologisch sein können. Diese sind von Alter und Geschlecht des Probanden abhängig [1-4].

Auf der aktuellen WHO Konferenz in Nizza 2013 wurde die bisherige Definition beibehalten.

1.2.2. Klassifikation der Pulmonalen Hypertonie

Die aktuelle Klassifikation der PH basiert auf der auf der WHO-Konferenz 2009 in Dana Point überarbeitete Version.

- Die PH wird bezüglich ihrer Ursache in 5 Unterklassen eingeteilt: einen herausragenden Stellenwert genießt die Klasse I. Als besondere Untergruppe ist hier die idiopathische PAH (iPAH) zu nennen, also die PH ohne fassbare Ursache. Ferner werden dieser Gruppe Erkrankungen zugeordnet, die im Verlauf zu einer PH führen können. Wichtig zu erwähnen sind die assoziierten Formen im Rahmen von Kollagenosen. Bei den Kollagenosen ist hier vor allem die Sklerodermie (CREST-Syndrom: Calcinosis cutis, Raynaud-Phänomen, Ösophagusmotilitätsstörungen, Sklerodaktylie und Teleangiektasie) zu nennen. Hinzu kommen die Assoziationen mit der HIV- Infektion oder aber mit der Einnahme von Appetitzüglern.
- In der Gruppe II dieser Klassifikation werden Linksherzerkrankungen zusammengefasst. Als wichtige Erkrankungen sind hier Herzklappenfehler, Herzinsuffizienz oder Herzrhythmusstörungen zu erwähnen.
- In Gruppe III erfasst man chronische Lungenerkrankungen, die aufgrund eines anhaltenden Sauerstoffmangels zu einer PH führen können. Als wesentlichste Erkrankung dieser Gruppe ist die chronisch obstruktive Lungenerkrankung (COPD) zu erwähnen. Weiter sind das Schlafapnoe-Syndrom, die chronische Höhenkrankheit oder interstitielle Lungenerkrankungen, wie die Lungenfibrose, dieser Gruppe zugeordnet.
- Die Gruppe IV der Dana Point-Klassifikation erfasst die PH basierend auf rezidivierenden Lungenembolien, also Verschlusse einer oder mehrerer Lungenarterien. Diese Form der PH wird CTEPH (chronische thromembolische Pulmonale Hypertonie) genannt.
- In der Gruppe V dieser Einteilung erfasst man die restlichen Erkrankungen, die durch ihre Pathophysiologie bzw. ihren Krankheitsverlauf in einer PH münden können. Als Beispiel ist hier die Sarkoidose zu nennen [1-4, 18].

1.2.3. Pathophysiologie der Pulmonalen Hypertonie

Für die Entwicklung einer PH sind drei Faktoren von entscheidender Bedeutung:

- Die pulmonale Vasokonstriktion (Gefäßverengung)

- Chronische Umbauvorgänge in der Lungenstrombahn (pulmonalvaskuläres Remodeling)
- Ausbildung kleinerer Thrombosen [2-4]
- Fortgeschrittene Erkrankung führt über eine Rechtsherzbelastung zu einer Rechtsherzinsuffizienz

Gefäßverengung (Vasokonstriktion)

Bei der anhaltenden pulmonalen Gefäßverengung steht u.a. die Fehlfunktion der Gefäßinnenschicht im Vordergrund, die für die Bildung von gefäßerweiternde Stoffe verantwortlich ist. Hierbei kommt es zu einem gestörten Gleichgewicht zwischen gefäßerweiternden (z. B. Stickstoffmonoxid, Prostacyclin) und gefäßverengenden Botenstoffen (z. B. Thromboxan, Endothelin, Serotonin) zu Gunsten der Letztgenannten. Dies führt zu einer anhaltenden Gefäßverengung im Lungenkreislauf [5-8]. Weiter führt eine Fehlregulation der sog. "Blutsalze" zu einer erhöhten Wandspannung der Gefäße in der Lungenstrombahn. Ein Überhang an Kalzium führt weiter zu einer aktiven Gefäßverengung [9-10].

Ein weiterer wichtiger Punkt ist die Gefäßverengung durch eine Sauerstoffarmut. Fällt also der Sauerstoffpartialdruck pO_2 in den Alveolen ab, so führt dies zu einer reflektorischen Vasokonstriktion [11-12].

Remodeling (Gefäßumbau)

Eine chronische und krankhafte Gewebezunahme der kleinen Gefäße bzw. Gefäßmuskelzellen münden in einer Gefäßverdickung bzw. Verdickung der Gefäßinnenwand [13]. Es entstehen sogenannte "plexiforme Läsionen" [14-16]. In der Summe führen diese Vorgänge zu Verwachsungen und Verengung kleinerer Gefäße und dadurch zu einer zusätzlichen Verminderung des Lumenquerschnittes und folglich zu einem Widerstands- und Druckanstieg im Lungenkreislauf [4].

Kleinere Gerinnsel ("*In-situ*-Thrombosen")

In-situ-Thrombosen spielen ebenfalls eine Rolle bei der Entstehung eines Lungenhochdrucks und sind klassische Zeichen der schweren PH. Histologisch findet man bei Patienten mit ausgeprägter PH regelmäßig in den kleinen Ästen der Pulmonalarterien Gerinnselmaterial [3]. Dabei verkleinern diese Gerinnsel den Gefäßquerschnitt und erhöhen den Widerstand bzw. den Druck im Lungenkreislauf [2, 17].

Rechtsherzinsuffizienz

Durch die chronischen Veränderungen der pulmonalen Hämodynamik, mit Erhöhung des pulmonalarteriellen Druckes und des pulmonalvaskulären Widerstandes, kommt es im Verlauf der Erkrankung zu einer zunehmenden Rechtsherzbelastung. Aus pathophysiologischer Sicht resultiert diese durch eine dauerhafte Nachlasterhöhung im venösen Kreislauf.

Die Rechtsherzinsuffizienz kann man unterteilen in eine akute und eine chronische Form. Beide gehen mit einer Verminderung des rechtsventrikulären Schlagvolumens einher. Bei der akuten Form der Rechtsherzinsuffizienz besteht eine potenzielle Lebensgefahr.

Bei der chronischen Form der Rechtsherzinsuffizienz beobachtet man zudem Veränderungen des myokardialen Gewebes. Dies wiederum führt über eine Kontraktilitätsstörung zu einer andauernden Abnahme des Schlagvolumens.

Klinisch äußert sich die Rechtsherzinsuffizienz u.a. durch Atemnot und Brustschmerzen. Weiter kommt es durch den Rückstau des Blutes in die Körpervenen zu einem erhöhten Venendruck. Dadurch kommt es zu Wasseransammlungen in den Geweben mit Ödemen vor allem der unteren Körperpartien. Man beobachtet Beinödeme, Aszites (Wasseransammlung im Bauchraum) und Pleuraergüße.

Die langandauernde Belastung des rechten Herzens führt dann im Verlauf einer pulmonalen Hypertonie-Erkrankung zum Rechtsherzversagen und zum Tod des Patienten.

1.2.4. Therapien

1.2.4.1. Spezifische Therapieoptionen

Die spezifischen Medikationsoptionen zur Behandlung eines Lungenhochdrucks basieren auf 4 Säulen:

- Sog. Prostaglandinderivate
- Endothelin-Rezeptor-Antagonisten und
- die Phosphodiesterase-5-Inhibitoren
- Stimulation der löslichen Guanylatzyklase

sind die 4 großen Medikamentengruppen, die aktuell zur Behandlung einer PAH zur Verfügung stehen. Die ersten drei Medikamentengruppen sind nur für die Behandlung der Untergruppe I nach der Dana Point-Klassifikation zugelassen.

Prostaglandinderivate

Diese Medikamentengruppe weist gefäßerweiternde und antithrombotische Effekte auf [18]. Klassische Vertreter dieser Medikamentengruppe sind das kontinuierliche intravenöse Epoprostenol/Iloprost, die subkutane Infusion Treprostinil oder das Aerosol Iloprost; die Verabreichung in Tablettenform (Beraprost) steht außerdem ebenfalls zur Verfügung.

Endothelin-Rezeptorantagonisten

Der wohl bekannteste Vertreter dieser Medikamentengruppe ist das Bosentan, welches seit Juni 2002 in Deutschland ein zugelassenes Medikament für die Behandlung der PAH ist. Es wirkt als Gegenspieler des chronischen Gefäßumbaus und wirkt ebenso gefäßerweiternd. Dieses Medikament wird oral eingenommen, ist insgesamt gut verträglich, jedoch muss auf seine mögliche Lebertoxizität hingewiesen werden. In 10 % der Fälle werden erhebliche Leberschäden beobachtet, mit der Folge, dass dies in 3-5 % der Fälle zu einem Therapieabbruch führte. Aus diesem Grund sind regelmäßige Leberwertkontrollen (Transaminasen) zur eventuellen Dosisanpassung unerlässlich. Ein weiterer Vertreter der Endothelin-Rezeptorantagonisten ist das Ambrisentan [18].

Phosphodiesterase-5-Hemmer

Phosphodiesterase-5-Hemmer sind Substanzen, die eine vasodilatatorische Wirkung aufweist. Beispiele hierfür sind das Sildenafil oder das Tadalafil. Die aktuellen Leitlinien empfehlen eine Therapie mit Sildenafil bei Patienten mit einer iPAH, interstitieller Lungenerkrankung-oder CTEPH-assoziierter PH [18].

Stimulation der löslichen Guanylatzyklase

Riociguat ist ein neues Medikament für die Behandlung der Pulmonalen Hypertonie, welches für die Klassen I und IV (CTEPH) zugelassen ist. Es ist seit Anfang 2014 in Deutschland auf dem Markt.

Durch die Stimulation der löslichen Guanylatzyklase kommt es zu einer Erhöhung der intrazellulären Stickstoffmonoxidkonzentration (NO). Dies bringt eine vasodilatatorische Reaktion mit sich.

Für CTEPH-Patienten ist Riociguat das erste und einzige zugelassene Medikament.

1.2.4.2. Unspezifische Therapieoptionen

Die unspezifischen Therapieoptionen dienen dazu, die o.g. spezifische Behandlungsmöglichkeiten der PH optimal zu ergänzen, um insgesamt eine bestmögliche Behandlung des Lungenhochdrucks zu ermöglichen.

Calciumkanalblocker (CCB)

Die CCB-Therapie wird als Hochdosistherapie angewandt. Sie kann bei Patienten mit einer idiopathischen PAH vorgenommen werden. Die Patienten sollten jedoch bei einer zuvor durchgeführten Rechtsherzkatheteruntersuchung mit einer signifikanten pulmonalen Vasoreaktivität, d.h. bestimmte hämodynamische Voraussetzungen im Lungenkreislauf vorweisen, reagiert haben [18].

Diuretika

Wassertreibende Medikamente stellen ebenfalls eine wichtige Behandlungsoption dar. Dabei können langwirksame, kaliumsparende Präparate, wie z.B. die Aldosteronantagonisten oder Schleifendiuretika verwendet werden. Letztgenannte sollten bei dekompensierter Rechtsherzinsuffizienz als Zeichen der Rechtsherzbelastung zum Einsatz kommen. Eine Kombination beider Präparate ist anzustreben [18].

Antikoagulation - "Blutverdünnung"

Eine Antikoagulation wird bei der PH allgemein empfohlen. Dieses gründet sich zum einen auf das o.g. Auftreten von *in-situ*-Thrombosen (kleiner Gerinnsel). Einen besonderen Stellenwert genießen Patienten der Klasse IV, die eine PH aufgrund einer oder mehrerer Lungenembolien (CTEPH). Hier sollte eine Antikoagulation sogar hoher angegangen werden [18].

Sauerstofflangzeittherapie (LTOT)

Die Sauerstofflangzeittherapie (*long-term oxygen therapy*, LTOT) stellt eine wichtige Therapieoption dar. Gegenwärtig ist eine LTOT nach den aktuellen Empfehlungen bei Patienten mit PH dann einzuleiten, wenn eine nächtliche O_2-Entsättigung von SaO_2 <85 % bzw. ein Sauerstoffpartialdruck (paO_2) <60 mmHg nachgewiesen wird. Diese Art der Therapie kann, gerade bei Patienten mit ausgeprägter Sauerstoffarmut, eine symptomatische Besserung bewirken. Während einer Sauerstofflangzeittherapie sollte der O_2 für mindestens 16 Stunden am Tag verabreicht werden [18].

Physiotherapie

Physiologische Maßnahmen und soziale Betreuung sind, wie bei allen chronischen Erkrankungen, von großer Bedeutung. PH-Patienten sollten zu körperlicher Aktivität bzw. körperlichem Training motiviert werden. Hiermit können positive Ergebnisse erzielt werden. Jedoch sollte dieses Training nur in Einrichtungen durchgeführt werden, die mit Pulmonaler Hypertonie ausgiebig Erfahrung haben [18]. Eine körperliche Überanstrengung muss auf jeden Fall vermieden werden, weil Ohnmachtsanfälle oder eine akute Rechtsherzdekompensation auftreten können.

Nun haben mehrere aktuell veröffentlichte Studien unter Federführung des Lungenhochdruckzentrums an der Thoraxklinik Heidelberg in Zusammenarbeit mit der Rehabilitationsklinik Königstuhl Heidelberg gezeigt, dass ein speziell abgestimmtes Training die Kondition von Patienten mit Lungenhochdruck verbessern, die Therapie sinnvoll unterstützen und so das Überleben verlängern kann. Die erfolgreiche und inzwischen europaweit bekannte Bewegungstherapie wurde von den Teams der beiden Kliniken gemeinsam entwickelt.

Durch eine adäquate Physiotherapie war die Leistungsfähigkeit der Patienten gestiegen, weiter kam es zu einer verbesserten Sauerstoffaufnahme im Blut und die Patienten fühlten sich insgesamt wohler. Die gezielte Physiotherapie der PH-Patienten ermöglicht eine hervorragende Unterstützung der medikamentösen Therapie [18-22].

Unter ärztlicher Leitung hat der Schwerpunkt für Pulmonale Hypertonie der Medizinischen Klinik V am Universitätsklinikum München/Campus Großhadern zusammen mit der klinikinternen Physiotherapieschule ein eigenes Konzept zur Entwicklung einer ambulanten physiotherapeutischen Therapieoption bearbeitet. Hierbei wurden gezielt Übungen zur Verbesserung der Leistungsfähigkeit der PH-Patienten etabliert. So wurde nicht nur die Atemmuskulatur sondern das gesamte muskuloskelettale System miteinbezogen. Darüber hinaus wurden systematische Bewegungsabläufe zur Alltagsbewältigung, wie z.B. zur Vereinfachung der Körperpflege oder des Haushalts, dargestellt.

Der vorliegende Beitrag soll der/dem interessierten/m Ärztin/Arzt bzw. Physiotherapeutin/Physiotherapeuten ein praktischer Leitfaden sein für die Durchführung physiotherapeutischer Atem- und Bewegungsübungen speziell abgestimmt für Patienten mit Pulmonaler Hypertonie.

Literatur

1. Hoeper MM.[Pulmonary hypertension - historical development, current therapy and perspectives]. Pneumologie 2010;64(9):577-82.

2. Wagenvoort CA. The pathology of primary pulmonary hypertension. J Pathol 1970;101(4):Pi.

3. Fuster V et al. Primary pulmonary hypertension: natural history and the importance of thrombosis. Circulation 1984;70(4):580-7.

4. Rubin LJ. Pathology and pathophysiology of primary pulmonary hypertension. Am J Cardiol 1995;75(3):51A-54A.

5. Christman BW et al. An imbalance between the excretion of thromboxane and prostacyclin metabolites in pulmonary hypertension. N Engl J Med 1992;327(2):70-5.

6. Giaid A, D Saleh Reduced expression of endothelial nitric oxide synthase in the lungs of patients with pulmonary hypertension. N Engl J Med 1995;333(4):214-21.

7. Olschewski H et al. Cellular pathophysiology and therapy of pulmonary hypertension. J Lab Clin Med 2001; 138(6):367-77.

8. Tuder RM et al. Prostacyclin synthase expression is decreased in lungs from patients with severe pulmonary hypertension. Am J Respir Crit Care Med 1999;159(6): 1925-32.

9. Yuan JX et al. Dysfunctional voltage-gated K+ channels in pulmonary artery smooth muscle cells of patients with primary pulmonary hypertension. Circulation 1998;98(14):1400-6.

10. Golino P. [Clinical significance of endothelial dysfunction: studies of human coronary circulation in vivo]. Schweiz Rundsch Med Prax 1993;82(42):1177-81.

11. Weissmann N et al. Hypoxic vasoconstriction in buffer-perfused rabbit lungs. Respir Physiol 1995;100(2): 159-69.

12. Aaronson PI et al. Hypoxic pulmonary vasoconstriction: mechanisms and controversies. J Physiol 2006; 570(Pt 1):53-8.

13. Humbert M et al. Cellular and molecular pathobiology of pulmonary arterial hypertension. J Am Coll Cardiol 2004;43(12 Suppl S):13S-24S.

14. Cool CD et al. Three-dimensional reconstruction of pulmonary arteries in plexiform pulmonary hypertension using cell-specific markers. Evidence for a dynamic

and heterogeneous process of pulmonary endothelial cell growth. Am J Pathol 1999;155(2):411-9.

15. Tuder RM et al. Exuberant endothelial cell growth and elements of inflammation are present in plexiform lesions of pulmonary hypertension. Am J Pathol 1994; 144(2):275-85.

16. Tuder RM et al. Expression of angiogenesis-related molecules in plexiform lesions in severe pulmonary hypertension: evidence for a process of disordered angiogenesis. J Pathol 2001;195(3):367-74.

17. Frank H et al. The effect of anticoagulant therapy in primary and anorectic drug-induced pulmonary hypertension. Chest 1997;112(3):714-21.

18. Hoeper MM et al. [Diagnosis and treatment of pulmonary hypertension: European guidelines 2009]. Pneumologie 2010;64(7):401-14.

19. Mereles D et al. Exercise and respiratory training improve exercise capacity and quality of life in patients with severe chronic pulmonary hypertension. Circulation 2006;114(14):1482-9.

20. Grünig et al. Safety and Efficacy of Exercise Training in various forms of Pulmonary Hypertension. Eur Respir J 2012;40:84-92.

21. Grünig et al. Exercise training in pulmonary arterial hypertension associated with connective tissue diseases. Arthritis Res Ther 2012;14(3):R148.

22. Prange et al. Exercise Training Improve Exercise Capacity and Quality of Life in Patients with Inoperable or Residual Chronic Thromboembolic Pulmonary Hypertension. PLOS One 2012;7:e41603.

Physiotherapie bei Pulmonaler Hypertonie

2. Physiotherapie bei Pulmonaler Hypertonie

2.1. Was kann eine physiotherapeutische Atem- und Bewegungstherapie bei Patienten mit Pulmonaler Hypertonie leisten?

Neben der medikamentösen Therapie und der Sauerstofflangzeittherapie (*long-term oxygen therapy*, LTOT) hat sich die auf P(A)H spezialisierte physiotherapeutische Atem- und Bewegungstherapie an Fachzentren ergänzend als drittes Standbein etabliert.

Das hier vorgestellte Übungsprogramm dieser Therapie entwickelte sich aus einer mehrjährigen praktischen Erfahrung mit einer ambulanten P(A)H-Patienten-Gruppe am Klinikum der Universität München, Campus Großhadern (☞ Kap. 8.).

Menschen mit P(A)H leiden primär an zwei sich gegenseitig bedingenden lebensbedrohlichen funktionellen Störungen im Herz-Lungen-Kreislauf:

- zum einen an einer Gasaustauschstörung, verursacht durch Verengungen der Lungenarterien
- und zum anderen an einer Volumenbelastung des rechten Herzens mit zunehmender Rechtsherzinsuffizienz, verursacht durch den Hochdruck in den Lungenarterien.

Diese beiden gravierenden Veränderungen schränken die Belastbarkeit der Betroffenen stark ein. Belastungseinschränkung und Atemnot führen zu körperlicher Inaktivität mit Abnahme des allgemeinen Trainingszustandes der Skelettmuskulatur (sog. Negativspirale der Inaktivität).

- Aus geringer Muskelkraft erwächst zunehmende Schwäche. Daraus resultiert weitere Inaktivität mit zusätzlichem Leistungsverlust. Die Grunderkrankung und körperliche Inaktivität verändern auch das Atemmuster der Betroffenen. Eine erhöhte Atemfrequenz in Kombination mit Mundatmung und bevorzugt thorakal gerichteter Atembewegung fördern eine zu hohe Kohlenstoffdioxid-Abatmung mit der Gefahr einer chronischen Hyperventilation.

Als Komplettierung einer optimierten medikamentösen Therapie, versucht die physiotherapeutische Atem- und Bewegungstherapie, als anerkannte unterstützende Therapieform, diesen sekundären reaktiven funktionellen Problemen der P(A)H entgegen zu wirken.

Im Einzelnen

- Zur Selbsteinschätzung und Kontrolle der aktuellen individuellen Belastbarkeit arbeiten die Patienten mit folgenden Belastungsparametern: Borgskalen für Atmung und Kraft, Pulsoxymetrie und Atemfrequenz.
- Zur optimalen Sauerstoffaufnahme und gleichzeitiger Vermeidung einer chronischen Hyperventilation wird ein physiologisches Atemmuster geschult. Es beinhaltet ruhige, vertiefte Zwerchfellatmung, Umstellung von Mund- auf Nasenatmung mit Atempausen am Ende der Ein- und Ausatmung.
- Zur Vermeidung herzbelastender Pressatmung werden kraftfordernde Bewegungsabläufe immer mit einer Ausatmung verbundenen. Vor der praktischen Durchführung wird ein komplexer Bewegungsablauf durch mentales Training vorgeplant und stabilisiert.
- Zur Vorbeugung einer Belastungsdyspnoe bei anstrengender körperlicher Aktivität wird versucht, vor der Belastung durch bewusste, langsame und vertiefte Zwerchfellatmung minderbelüftete Lungenareale für den Gasaustausch zu rekrutieren und so die Gasaustauschfläche bewusst zu vergrößern.
- Zur Einteilung der verfügbaren Atemluft werden größere Bewegungsabläufe in kleinere Bewegungsintervalle mit gezielten Atempausen sequenziert und die Bewegung mit der Atmung gekoppelt.
- Zur Verbesserung von Kraft und Ausdauer der Atemmuskulatur und zur Vergrößerung der Beweglichkeit der Wirbelsäulen- und Rippengelenke und damit zur Vergrößerung des individuellen Atemzugvolumens, werden spezielle atemphysiotherapeutische Übungen vermittelt.

- Zur Verbesserung der allgemeinen körperlichen Leistungsfähigkeit, insbesondere von Kraft und Ausdauerfähigkeit der orthostatischen Beinmuskulatur, wird ein schonendes Trainingsprogramm der Muskulatur erlernt.
- Zur Minderung einer unkontrollierten intrathorakalen Druckerhöhung beim Husten und Niesen werden atemphysiotherapeutische Husten- und Nies-Vermeidungstechniken und schonende Techniken zur Sekretelimination vermittelt.
- Zur Vermeidung einer herzbelastenden Pressatmung bei der Stuhlentleerung werden Techniken zur Förderung einer schnelleren Darmpassage sowie einer schonenden Stuhlentleerung unter Pressvermeidung geschult.
- Zur Stabilisation des Übungsprogramms werden schriftliche Anleitungen zur selbstständigen Durchführung der erlernten Übungen mit Abbildungen und Beschreibung ausgegeben.

Diese praktische Anleitung zur physiotherapeutischen Atem- und Bewegungstherapie für Menschen mit P(A)H soll Ärzte, Physiotherapeuten und auch Patienten darin unterstützen, über ein individuell abgestimmtes Übungsprogramm zur Verbesserung der allgemeinen Leistungsfähigkeit und somit auch der gesundheitsbezogen Lebensqualität der Betroffenen beizutragen.

2.2. Warum P(A)H-Patienten von Atemübungen profitieren

Zur Aufbereitung des Blutes kooperieren zwei unterschiedliche Atemsysteme miteinander, die Lunge und die Atempumpe (☞ Abb. 2.1).

In der Lunge findet der Gasaustausch zwischen Alveolen (Lungenbläschen) und Lungenkapillaren (Lungenblutgefäßen) statt.

Die Atempumpe erweitert den Brustkorb durch Kontraktion (Anspannung) der Atemmuskulatur und pumpt über die Atemwege Luft in die Alveolen. Der wichtigste Atemmuskel ist hierbei das Zwerchfell. Bei körperlicher Anstrengung unterstützen Atemhilfsmuskeln im Hals-, Brust-, Schulter- und Nackenbereich zusätzlich diese Pumpleistung.

Lunge und Atempumpe arbeiten abgestimmt miteinander. Muss beispielsweise bei körperlicher Anstrengung in der Lunge mehr Diffusion (Gasaustausch) stattfinden, kontrahiert sich die Atemmuskulatur entsprechend kräftiger. Dadurch werden größere Luftmengen in die Atemwege gepumpt, und mehr Alveolen können am Gasaustausch teilnehmen.

Eine Störung in einem dieser Atemsysteme beeinflusst immer auch das andere System. Bei Menschen mit P(A)H reduziert sich beispielsweise

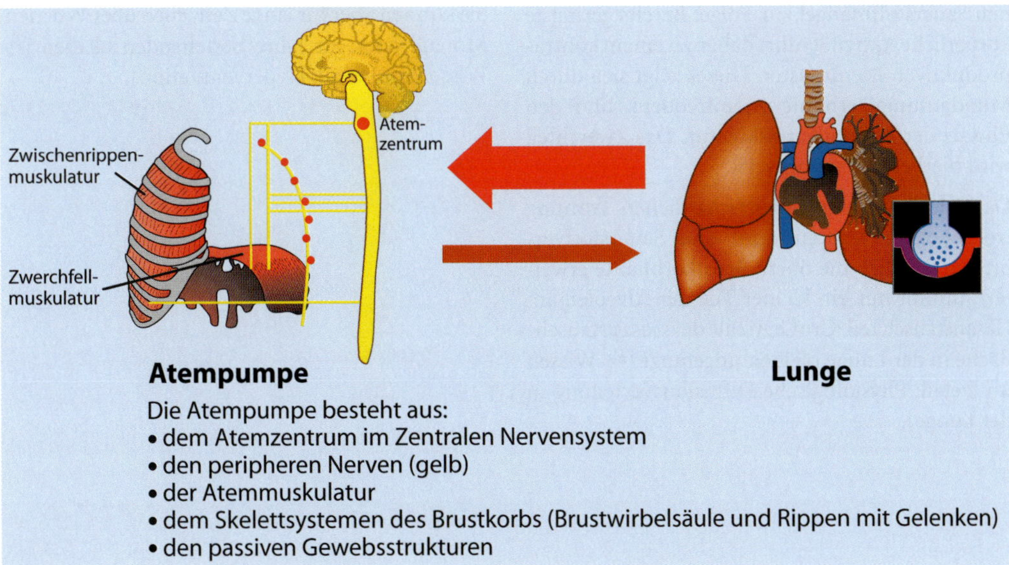

Abb. 2.1: Atempumpe, Lunge. Modifiziert nach Barry A. Shapiro, *Clinical Application of Respiratory Care, Mosby Year Book* 1991, St. Louis.

durch die Diffusionsstörung in der Lunge die allgemeine körperliche Leistungsfähigkeit. Bei ruhigerer Lebensweise arbeitet auch die Atemmuskulatur weniger intensiv. Das Atemmuster verändert sich, die Atmung wird flach und mehr nach oben zum Brustbein hin ausgerichtet. Durch zu geringe Beanspruchung verliert der wichtigste Atemmuskel, das Zwerchfell, an Kraft und Ausdauerfähigkeit. Auch die Gelenke von Brustwirbelsäule und Rippen können unbeweglicher werden.

So reduziert sich langfristig die Leistungsfähigkeit der Atempumpe durch die Diffusionsstörung in der Lunge.

Wissen im Detail:

- Bei maximaler Einatmung stehen einem gesunden Erwachsenen für den Gasaustausch durchschnittlich ca. 100 m^2 alveolare Austauschfläche und ca. 80 m^2 kapillare Austauschfläche zur Verfügung.
- Die Atemmuskulatur pumpt bei einem gesunden Erwachsenen täglich durchschnittlich ca. 20.000 l Luft durch die Atemwege.

2.3. Das veränderte Atemmuster hat nachteiligen Einfluss auf die Sauerstoffaufnahme

Die krankheitsbedingte Diffusionsstörung hat einen Sauerstoffmangel zur Folge. Bereits geringste körperliche Aktivität führt daher zu einem kontraproduktiven Atemmuster. Dieses zeigt sich durch Mundatmung, erhöhte Atemfrequenz und den Einsatz der Atemhilfsmuskulatur. Das Zwerchfell wird hierbei kaum eingesetzt.

Da sich bei dieser unwirtschaftlichen Atmung trotz hohem Kraftaufwand und Sauerstoffverbrauch lediglich die obere Brustkorbhälfte erweitert, nimmt nur ein kleiner Teil der Alveolen am Gasaustausch teil. Große Areale der Gasaustauschfläche in der Lunge bleiben ungenutzt (☞ Wissen im Detail: Physiologische Diffusionsverteilung in der Lunge).

2.4. Gefahr einer organisch bedingten chronischen Hyperventilation

Durch die schnelle Mundatmung mit Einsatz der Atemhilfsmuskulatur, wird zuviel Kohlendioxid (CO_2) abgeatmet. Da CO_2 beim Gasaustausch ca. zwanzig mal schneller aus dem Blut entweicht, als Sauerstoff in das Blut aufgenommen werden kann, wird bei diesem Atemmuster zu viel CO_2 abgeatmet, ohne dass entscheidend mehr Sauerstoff aufgenommen werden kann. Sinkt aber der CO_2-Druck (pCO_2) im arteriellen Blut unter eine bestimmte Sollwertgrenze, hat dies negative Folgen für viele Stoffwechselprozesse in unserem Körper. Man spricht dann von chronischer oder akuter "Hyperventilation".

Die Hyperventilation kann folgende Symptome auslösen: Atemnot, Angst, Panik, Erstickungsgefühl, Schwindel, Kopfschmerzen und nervliche Irritationen, wie zum Beispiel Muskelkrämpfe und Empfindungsstörungen, wie Taubheitsgefühle an Fingern, Zehen und um den Mund.

Hyperventilation kann akut und chronisch auftreten. Bei akuter Hyperventilation zeigen sich vorübergehend extrem starke Symptome, die von den Betroffenen oft als lebensbedrohlich empfunden werden. Bei chronischer Hyperventilation sind die Symptome latent und viel schwächer ausgeprägt. Sie können aber für lange Zeit, auch über Wochen, Monate oder gar Jahre bestehenden bleiben (☞ Wissen im Detail: Hyperventilation).

Wissen zusammengefasst:

Atemphysiotherapeutische Übungen bei Menschen mit P(A)H haben daher folgende Ziele:

I. Wiedererlernen eines physiologischen Atemmusters

- Umstellung des Atemmusters von flacher Brustkorbatmung auf tiefe, langsame Zwerchfellatmung mit Pausen am Ende der Einatmung:
  → zur Erhöhung der Sauerstoffaufnahme durch bessere Ausnutzung der Gasaustauschfläche in der Lunge
- Umstellung des Atemmusters von schneller Mundatmung mit Einsatz der Atem-Hilfsmuskulatur auf ruhige Nasenatmung mit längeren Pausen am Ende der Ausatmung:
  → zur Minderung einer organisch bedingten chronischen Hyperventilation
- Umstellung von Mundatmung auf Nasenatmung
- Atemschulung beim Sprechen (Sprechdisziplin) und Essen

II. Verbessern bzw. Erhalten der Funktion der Atempumpe

- Mobilisation der Brustwirbelsäule und des Brustkorbs
- Verbessern der Kraft und Ausdauerfähigkeit der Atemmuskulatur und der Beweglichkeit von Brustwirbelsäulen- und Rippengelenken:
  → zur Vergrößerung des Atemzugvolumens

Wissen im Detail:
Physiologische Diffusionsverteilung in der Lunge

- Das physiologische Ruhe-Atemzugvolumen eines durchschnittlich großen Erwachsenen liegt bei ca. 1/2 Liter. Bei körperlicher Leistung steigt das Atemzugvolumen abgestimmt auf den Sauerstoffbedarf. Das maximale Atemzugvolumen (Vitalkapazität – VK) wird beeinflusst von Größe, Alter, Gewicht und Geschlecht des Menschen und liegt ca. zwischen 2,5-5 Liter.
- In Ruhe ist der Sauerstoffbedarf niedrig. Deshalb beteiligt sich nur ein geringer Anteil der zur Verfügung stehenden Alveolen und Kapillaren am Gasaustausch. Die maximale Gasaustauschfläche dient bei körperlicher Leistung als Atemreserve. Diese Lungengebiete nehmen bei Ruheatmung nicht am Gasaustausch teil.

Voraussetzungen für den Gasaustausch (Diffusion) zwischen Alveole und Kapillare:

- Eine ausreichend mit Luft gefüllte Alveole
- mit einer ausreichend mit Blut gefüllten Lungenkapillare, die Gasfüllung der Alveole muss der Blutfüllung der Kapillare angepasst sein
- eine kleine Diffusionsstrecke zwischen Alveole und Kapillare
- Sind diese Voraussetzungen erfüllt, spricht man von einer "Normalen Atemeinheit" (☞ Abb. 2.2).
  → Diffusion findet in der Lunge nur in "normalen Atemeinheiten" statt.

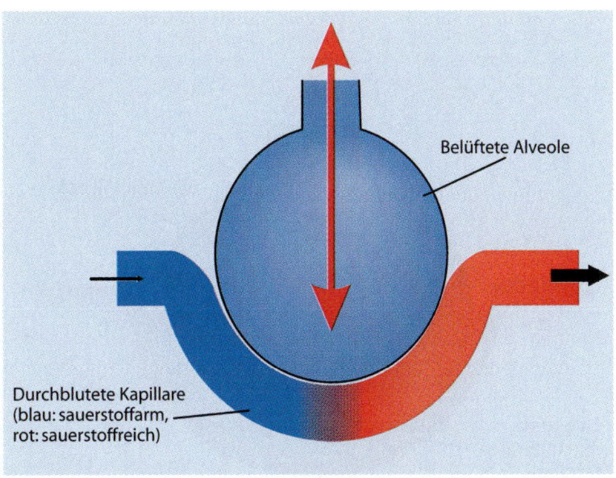

Abb. 2.2: "Normale Atemeinheit". Diffusion findet statt.

Verteilung der Gasaustauschfläche in der Lunge bei Ruheatmung und aufrechter Körperposition:

- Bei Ruhe- oder flacher Atmung findet in großen Lungenarealen keine Diffusion statt. In diesen Gebieten der Atemreserve wandeln sich die normalen Atemeinheiten in sog.: "Totraumeinheiten", "Shunteinheiten" oder "Stille Einheiten" um. In einer gesunden Lunge existieren diese verschiedenen Einheiten gleichzeitig nebeneinander. Ihr Verteilungsmuster wird von der Lage der Lunge zur Schwerkraft bestimmt.

"Totraumeinheiten" (☞ Abb. 2.3)

- In den oberen, der Schwerkraft abgewandten Lungenabschnitten sind die Alveolen zwar prall mit Luft gefüllt, aber die Blutfüllung der sie umgebenden Kapillaren ist zu gering. Durch diese ungleiche Füllung in Alveole und Kapillare, findet hier kein Gasaustausch statt.

"Normale Atemeinheiten"

- In den mittleren Lungenarealen befinden sich bei Ruhatmung die meisten normalen Atemeinheiten. Durch die gleich große Füllung der Alveolen und Kapillaren in diesem Gebiet, findet hier Diffusion statt (☞ Abb. 2.2).

"Shunteinheiten" (☞ Abb. 2.4)

- Die Alveolen in den unteren, der Schwerkraft zugewandten Lungenabschnitten werden bei Ruheatmung und flacher Brustkorbatmung kaum mit Luft gefüllt. Dagegen ist der Blutfüllung in den Lungenkapillaren in diesem Bereich sehr hoch. Durch die ungleiche Füllung der Alveolen und Kapillaren in diesem Gebiet, findet hier kein Gasaustausch statt.

Therapie: Tiefe Zwerchfellatmung wandelt Shunt-Einheiten in normale Atemeinheiten um → Vergrößerung der Gasaustauschfläche

- Durch Umstellung des Atemmusters von flacher Brustkorbatmung auf langsame, vertiefte Zwerchfellatmung werden die Alveolen in den großen unteren, der Schwerkraft zugewandten Lungenabschnitten stärker belüftet. Die Luftfüllung dieser Alveolen passt sich so der prallen Blutfüllung der Kapillaren dieses Lungenareals an (☞ Abb. 2.5).
- Aus "Shunteinheiten" werden "normale Atemeinheiten" → die Gasaustauschfläche vergrößert sich. Es kann mehr Sauerstoff aufgenommen werden (☞ Abb. 2.4).

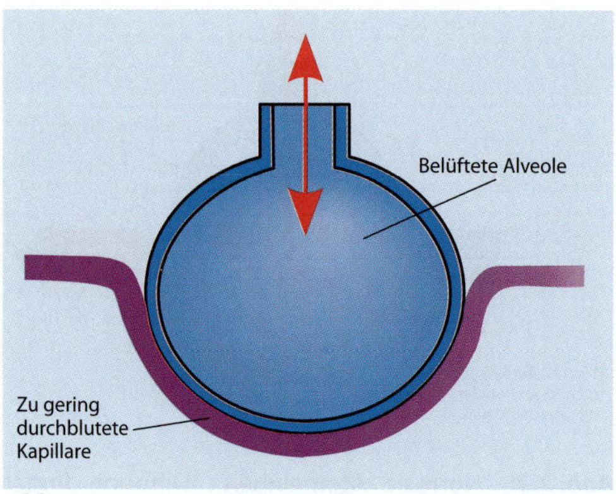

Abb. 2.3: Totraumeinheit. Diffusion findet **nicht** statt.

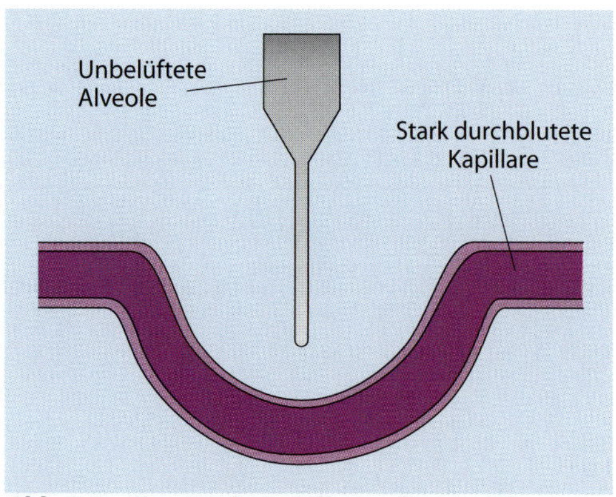

Abb. 2.4: Shunteinheit. Diffusion findet **nicht** statt.

Diese Atemeinheiten dienen als funktionelle Reserven.

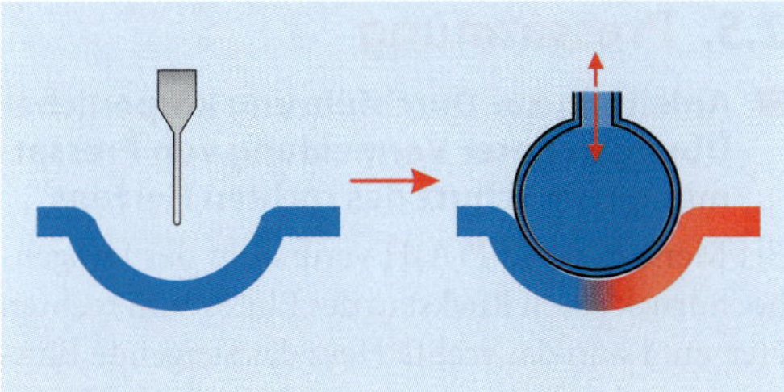

Abb. 2.5: Aus Shunteinheiten werden normale Atemeinheiten. Die Diffusionsfläche wird vergrößert.

Wissen im Detail:
Euler-Liljestrand-Reflex (ELR)

- Neben Schwerkraft und Atemzugvolumen beeinflusst zusätzlich noch ein Reflex die Diffusion in der Lunge. Dieser Reflex heißt: Euler-Liljestrand-Reflex (ELR). Er regelt die Durchblutung der Lungenarterien und verhindert in der gesunden Lunge, dass zuviel Blut vom rechten Herz durch die Lunge zum linken Herz fließt, ohne mit Sauerstoff angereichert zu werden.
  → Nimmt die Belüftung in einem Teil der Lunge ab, messen Rezeptoren in den Lungenkapillaren den lokalen Sauerstoffmangel. In den minder belüfteten Lungenabschnitten bewirkt der ELR reflektorisch eine Engstellung der Pulmonalarterien. Er drosselt so den Blutfluss in diesem Lungengebiet und das Blut wird in besser belüftete Areale geleitet. So verhindert er einen zu hohen intrapulmonalen Rechts-Links-Shunt.
- Bei chronischen Lungenerkrankungen mit Diffusionsstörungen und Hypoxämie wirkt sich dieser Mechanismus negativ aus. Da hier der Sauerstoffgehalt in fast allen Pulmonalarterien zu niedrig ist, reagiert der ELR mit einer Engstellung großer Bereiche der Pulmonalarterien. Auf diese Weise begünstigt der ELR einen Lungenhochdruck (Pulmonale Hypertonie) mit Rechtsherzbelastung und erhöht zusätzlich die Diffusionsstörung.

Therapie: Zur Gegensteuerung wird bei PAH-Patienten ab einem bestimmten Sauerstoffmangel im arteriellen Blut eine Sauerstofflangzeittherapie empfohlen. Grenzwerte: nächtlicher SaO_2 <85 % bzw. PO_2 <60 mmHg.

Wissen im Detail:
Kurzer Einblick in die physiologische Atemregulation – Hyperventilation

- Die Atmung wird vom Atemzentrum im zentralen Nervensystem gesteuert. Ohne unser bewusstes Zutun werden zur Erweiterung des Brustkorbs unsere Atemmuskeln exakt so stark und schnell aktiviert, wie es unserem Sauerstoffbedarf entspricht.
- Über die Atmung reguliert unser Körper nicht nur den Sauerstoffbedarf, sondern auch den Säure-Base-Haushalt. Ein ausgeglichener Säure-Base-Haushalt (neutraler pH-Wert von 7,40) ist Voraussetzung aller wichtiger Stoffwechselprozesse. Deshalb müssen Säuren und Basen in einem bestimmten Verhältnis zueinander stehen. Die wichtigste Säure ist hier die Kohlensäure. Sie fällt in unserem Körper bei allen Verbrennungsprozessen an, in besonderem Maße bei körperlicher Aktivität. Sie wird in unserem Blut als Kohlendioxid (CO_2) transportiert. Bei ausgeglichenem Säure-Base-Haushalt beträgt der Sollwert des Kohlendioxid-Partialdrucks im arteriellen Blut 40 mmHg.
- In körperlicher Ruhe ist unser Sauerstoffverbrauch gering und es fällt nur wenig CO_2 an. Entsprechend atmen wir langsam kleine Luftmengen ein und aus und legen am Ende der Ausatmung zwischen zwei Atemzügen eine kleine Pause ein. Wir nennen dieses Atemmuster "Ruheatmung".
- Bei körperlicher Aktivität erhöht sich der Sauerstoffverbrauch unserer Körperzellen. Durch Verbrennung in den Muskelzellen steigt der Kohlendioxid-Partialdruck (pCO_2) im Blut an.
- Die Lunge ist das Ausscheidungsorgan für Kohlendioxid (CO_2). Auf Anregung des Atemzentrums atmet die Lunge das ansteigende CO_2, sehr schnell ab. Steigt also bei körperlicher Aktivität der Kohlendioxidpartialdruck (pCO_2) über den Sollwert von 40 mmHg, atmen wir während und nach körperlicher Anstrengung solange vertieft und beschleunigt ein und aus, bis der pCO_2 wieder auf 40 mmHg gesunken ist. Dann schaltet das Atemzentrum auf Ruheatmung zurück.

- Dieser physiologische Regelmechanismus der Atmung sorgt beim gesunden Menschen für ein ausgeglichenes Säure-Base-Gleichgewicht und damit für optimale Stoffwechselbedingungen.
- Beim Gasaustausch in der Lunge verhalten sich Sauerstoff und Kohlendioxid unterschiedlich. Die Diffusionsfähigkeit von Kohlendioxid ist ca. zwanzig Mal höher als die von Sauerstoff. Bei flacher, schneller Atmung durch den Mund wird zu viel von dem flüchtigen Kohlendioxid ausgeatmet. Das zu stark ausgeatmete CO_2 hat Auswirkungen auf das Säure-Base-Gleichgewicht. Sinkt der Kohlendioxid-Partialdruck im arteriellen Blut unter den Wert von 35 mmHg, kommt es zu Verschiebungen im Säure-Base-Haushalt, man spricht von "Hyperventilation".
- Bei Hyperventilation lösen verschiedene Stoffwechsel-Mechanismen vorübergehend Reaktionen aus. Diese zeigen sich in folgenden Symptomen: Atemnot, Angst, Panik, Erstickungsgefühl, Schwindel, Kopfschmerzen und nervliche Irritationen, wie zum Beispiel Empfindungsstörungen und Muskelkrämpfe.
- Hyperventilation kann akut und chronisch auftreten. Bei akuter Hyperventilation zeigen sich vorübergehend extrem starke Symptome, die von den Betroffenen nicht selten als lebensbedrohlich empfunden werden. Bei chronischer Hyperventilation sind die Symptome latent und viel schwächer ausgeprägt. Sie können aber für lange Zeit auch über Wochen und Monate oder gar Jahre bestehenden bleiben.
- Da Menschen mit P(A)H häufig versuchen den organisch bedingten Sauerstoffmangel durch schnelle oberflächliche Mundatmung auszugleichen, leiden sie nicht selten unter einer chronischen oder auch akuten Hyperventilation.

2.5. Pressatmung

Anleitung zur Durchführung körperlicher Übungen unter Vermeidung von Pressatmung zum Schutz des rechten Herzens

Bei Menschen mit P(A)H verursacht der Lungenhochdruck einen Rückstau des Blutes zum rechten Herzen. Kann das rechte Herz das steigende Blutvolumen durch Anpassung nicht mehr kompensieren, überdehnt der Herzmuskel der rechten Kammer. Es entwickelt sich eine Rechtsherzinsuffizienz. Jede zusätzliche Volumenbelastung (Vorlasterhöhung) der rechten Herzkammer verursacht jetzt eine gefährliche Überdehnung des Herzmuskels.

Merke: Je höher das Volumen und je schneller der Volumenanstieg, desto gefährlicher ist die Vorlasterhöhung. Solche schnell ansteigenden Vorlasterhöhungen werden im Alltag unbewusst durch Pressatmung verursacht.

Physiologisch läuft Pressatmung im täglichen Leben unwillkürlich fast reflexartig ab. Beim gesunden Menschen schützt und entlastet Pressatmung die Lendenwirbelsäule zum Beispiel beim Heben und Tragen schwerer Gegenstände oder beim Bücken. Besonders bei untrainierter Muskulatur wird Pressatmung eingesetzt beim Wechsel von Körperpositionen wie z.B. beim Hochkommen aus Rückenlage in den Sitz oder beim Aufstehen aus niedriger Sitzgelegenheit.

Pressatmung belastet das rechte Herz auch bei zahlreichen Körperfunktionen. Manche Menschen pressen besonders stark bei hartem Stuhlgang. Kurzer heftiger Pressdruck findet beim Husten und Niesen statt. Deshalb sollten unproduktiver Reizhusten und lang andauernde Hustensalven sowie kraftvolles Niesen von Menschen mit Rechtsherzinsuffizienz weitgehend vermieden werden (☞ Kap. 6.1.). Auch bei Schmerzen wird Pressatmung häufig unbewusst eingesetzt (☞ Abb. 2.6).

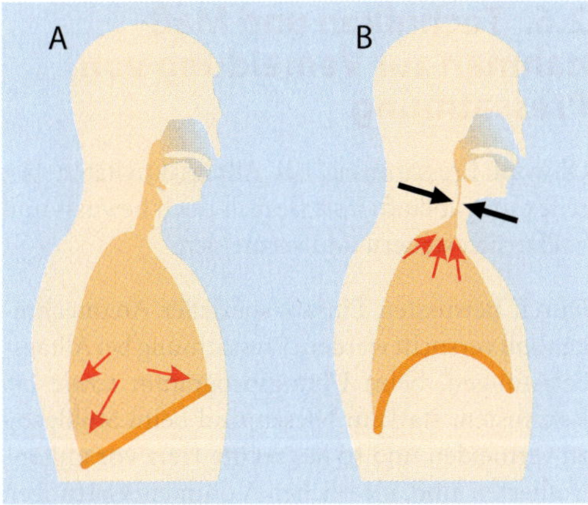

Abb. 2.6: Pressatmung. **A:** Offene Atemwege bei normaler Atmung. Kein Druckanstieg im Brustkorb. **B:** Bei Pressatmung steigt der Druck im Innenraum des Brustkorbs durch Verschluss der Stimmbänder mit Anspannung der Bauchmuskulatur. Modifiziert nach Barry A. Shapiro, *Clinical Application of Respiratory Care; Mosby Year Book 1991 St. Louis.*

Wissen im Detail:
Was ist Pressatmung?

- Bei Pressatmung wird die Ausatmung durch vollständigen Glottis-Schluss im Kehlkopf blockiert (☞ Abb. 2.6B). Gleichzeitig spannt sich die Ausatemmuskulatur wie ein "Rumpf-Korsett" an und erhöht den Druck im Innenraum von Bauch und Brustkorb (☞ Abb. 2.7). Den Druckanstieg im Brustkorbinnenraum bezeichnet man als intrathorakale Druckerhöhung.

Warum kann Pressatmung für Menschen mit Rechtsherzinsuffizienz gefährlich sein?

- Bei Pressatmung steigt der intrathorakale Druck in Abhängigkeit zur Anspannungsintensität des Bauchmuskelkorsetts und zum Volumen der eingeatmeten Luft. Ein hoher intrathorakaler Druck komprimiert die großen Hohlvenen, die dem rechten Herzen das verbrauchte Blut aus dem Körper zuführen. So wird während des Pressvorgangs der Herzzufluss stark reduziert. Dabei entsteht ein Rückstau in die großen Körpervenen (äußerlich sichtbar an Rötung des Gesichts). Nach Beendigung des Pressvorgangs überfüllt das zuvor rückgestaute Blutvolumen das rechte Herz. Diese plötzliche und starke Vorlasterhöhung überdehnt die rechte Herzkammer und kann bei Menschen mit Rechtsherzinsuffizienz unter Umständen zu lebensbedrohlichen Herzbelastungen und Kreislaufsituationen führen.
- Neben Pressatmung steigt die Volumenbelastung des rechten Herzens auch durch horizontale oder kopftiefe Körperstellungen. Sie erhöhen ebenfalls die Vorlast. Extrem belastend ist deshalb die Kombination von Pressatmung und zum Beispiel einer Rumpfvorbeuge oder Rückenlage (☞ Abb. 2.8).

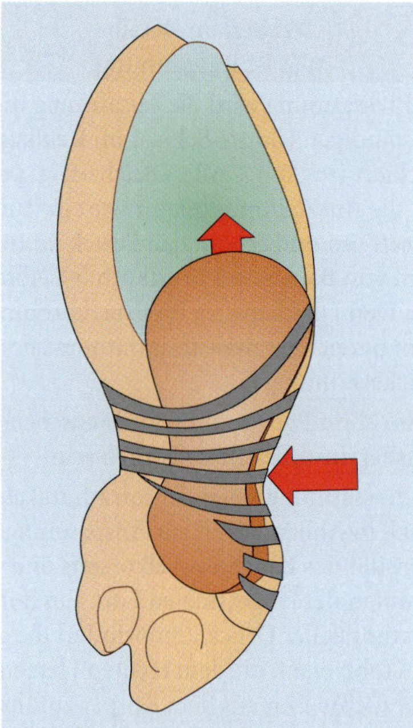

Abb. 2.7: Pressatmung: Anspannung der Rumpf-Korsettmuskulatur erhöht den Druck im Bauch und Brustkorbraum. *Modifiziert nach Van den Berg, 2001.*

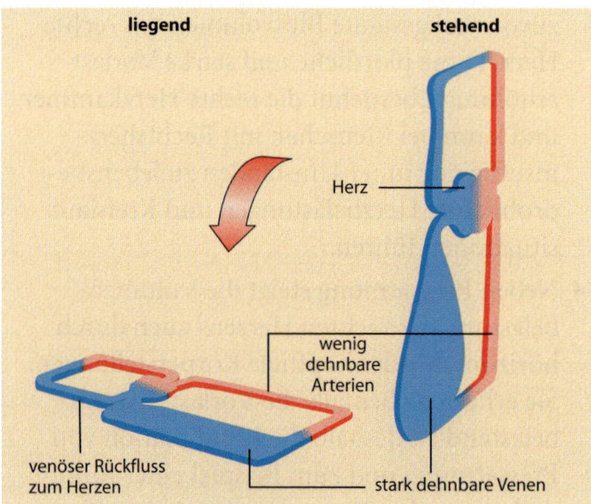

Abb. 2.8: Vorlasterhöhung bei Lagewechsel vom Stand in horizontale Körperposition: Das Blutvolumen im venösen Kreislauf (blau) ist um ein vielfaches höher als das im arteriellen Kreislauf (rot). In den dehnbaren Venen speichert der Körper seine Blutreserve. Der venöse Kreislauf ist ein Niederdrucksystem und unterliegt in starkem Maße dem Schwerkrafteinfluss. So fließt bei horizontaler oder kopftiefer Körperposition verstärkt Blutvolumen dem rechten Herzen zu. Durch diesen zusätzlichen venösen Füllungsdruck kommt es zur Vorlasterhöhung. *Modifiziert nach Van den Berg, 2000.*

2.6. Techniken und Maßnahmen zur Vemeidung von Pressatmung

Obwohl Pressatmung bei Alltagsaktivitäten fast reflexartig abläuft, lässt sie sich doch bewusst und willkürlich steuern und vermeiden.

Durch bewussten Einsatz spezieller Atemtechniken soll versucht werden, Pressatmung bei Alltagsbelastungen, beim Übungsprogramm sowie bei Reizhusten, starkem Niesen und beim Stuhlgang zu vermeiden und so das rechte Herz vor unkontrollierten und plötzlichen Volumenbelastungen zu schützen.

- auf Koordination von Atmung und Bewegung achten, d.h. Anstrengung mit der Ausatmung verbinden
- komplexe Bewegungsabläufe durch mentales Training strukturieren und portionieren
- Erlernen von Husten- und Nies-Vermeidungstechniken (☞ Kap. 6.1.)
- Erlernen von Techniken zur Beschleunigung der Darmpassage, zur Anregung der Dickdarmperistaltik und zur schonenden Stuhlentleerung (☞ Kap. 6.2.)

Achten Sie daher darauf, alle körperlichen Tätigkeiten mit Hilfe des nachfolgenden Schemas (☞ Abb. 2.9) durchzuführen, um einer Pressatmung vorzubeugen.

Anleitung

- "auf 1 geht's los"
- nach der nächsten Einatmung mit der Ausatmung auf den Buchstaben "fff" die Anstrengung kombinieren (☞ Abb. 2.9).

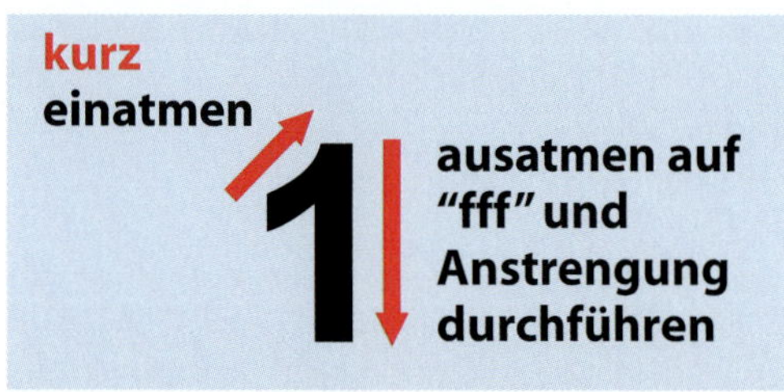

Abb. 2.9: Schema zur Vorbeugung der Pressatmung.

2.7. Beurteilungsskalen Atmung und Muskelkraft

Eine realistische Selbsteinschätzung der augenblicklichen individuellen Belastbarkeit ist für Menschen mit P(A)H eine grundlegende Voraussetzung für die Durchführung körperlicher Aktivitäten.

Die hier verwendeten grafisch und visuell adaptierten Beurteilungsskalen (☞ Abb. 2.10 und Abb. 2.11) zur Selbsteinschätzung von Atmung und Muskelkraft weichen von der originalen Borg-Skala leicht ab. Den Zahlen 1-10 wurden jeweils Interpretationen zugeordnet. Dies dient der Objektivierung des subjektiven Empfindens.

Nach der Selbsteinschätzung muss das Ergebnis mit den objektiven Werten von Pulsoxymetrie und Atemfrequenz abgeglichen werden.

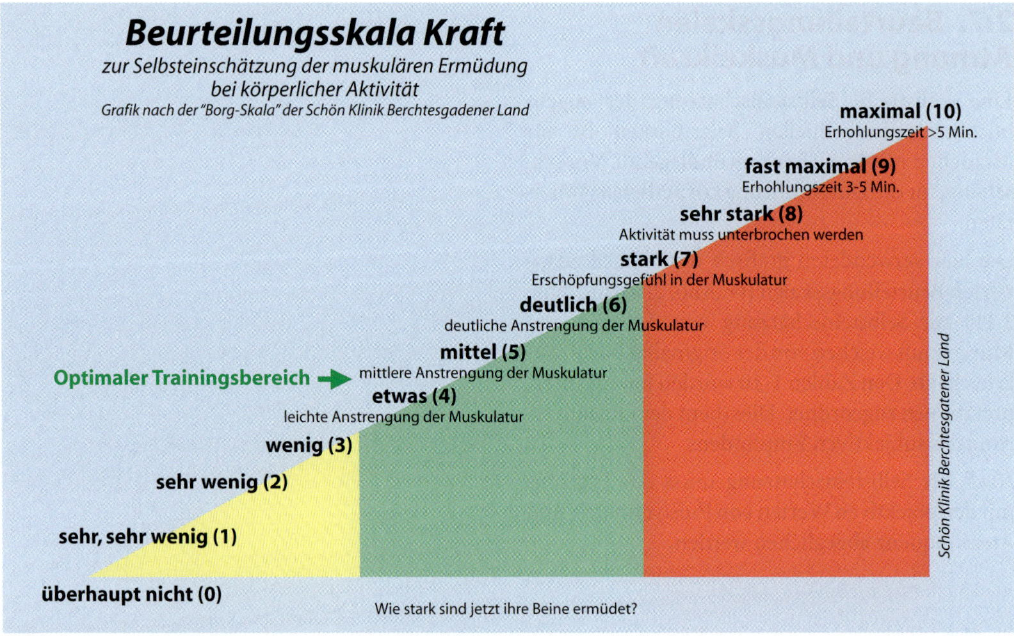

Abb. 2.10: Grafik der Beurteilungsskala Kraft. Mit freundlicher Erlaubnis des Klinikums Berchtesgadener Land/Schönau am Königssee.

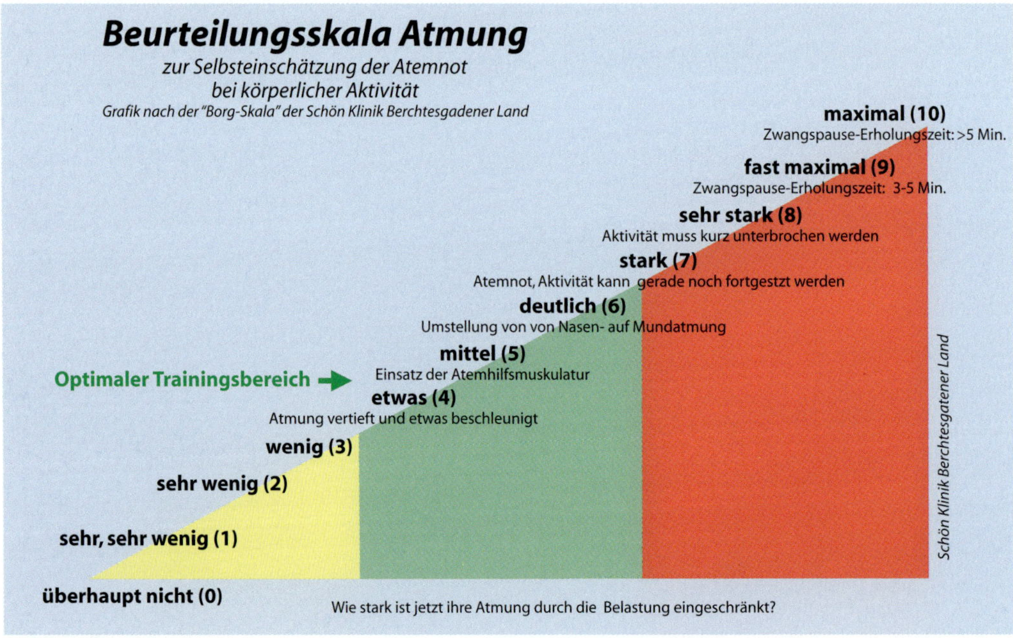

Abb. 2.11: Grafik der Beurteilungsskala Atmung. Mit freundlicher Erlaubnis des Klinikums Berchtesgadener Land/Schönau am Königssee.

Atemphysiotherapeutische Übungen zur Optimierung des Atemmusters

3. Atemphysiotherapeutische Übungen zur Optimierung des Atemmusters

Übersichtsseite für Physiotherapeuten

3.0. Funktionelle Probleme der Atmung bei P(A)H

- Organisch bedingte Diffusionsstörung
- Diffusionsminderung aufgrund zu geringer AZV
- Organisch bedingte Hyperventilation
- Chronische Hyperventilation aufgrund eines dysfunktionalen Atemmusters

Physiotherapeutische Ziele

- Umstellung des Atemmusters von thorakaler Atmung auf Zwerchfellatmung
- Vergrößerung der Diffusionsfläche durch:
  - Wahrnehmung der individuellen Atembewegungen
  - Bewusstes Umstellen der Atemexkursionen
  - Belüftung hypoventilierter Lungenareale
  - Aktivierung und Trainingsverbesserung der Atemmuskulatur
- Weitgehende Vermeidung einer chronischen Hyperventilation
  - Umstellung des Atemmusters von Mund- auf Nasenatmung
  - In- und exspiratorische Flussverlangsamung
  - Erlernen adäquater Pausen am Ende von In- und Exspiration

Angenommene Wirkmechanismen

- Vergrößerung des inspiratorischen Volumens
- Verbesserung des Perfusions-Ventilations-Verhältnis basaler Lungenareale
- Minderung eines zu hohen intrapulmonalen Rechts-Links-Shunt
- Zuwachs an Kraft und Ausdauer der Atemmuskulatur
- Anreicherung der intraalveolaren Luft mit CO_2

Physiotherapeutische Maßnahmen

3.1.1. Umstellung des Atemmusters von flacher thorakaler Atmung auf ruhige Zwerchfellatmung
3.1.1.1. Kontaktatmung mit Wahrnehmung der individuellen Atemexkursionen
3.1.1.2. Umstellung des Atemwegs von Mundatmung auf Nasenatmung
3.1.1.2.1. Schnüffelnde Einatmung
3.1.1.2.2. Übung zum Freimachen der Nasenatemwege abgewandelt nach Buteyko
3.1.1.3. Intervallatmung
3.1.1.4. Basaltexte
3.1.1.5. Übung mit dem Einatemtrainer

3.1. Techniken zur Optimierung des Atemmusters

3.1.1. Umstellung des Atemmusters von flacher thorakaler Atmung auf ruhige Zwerchfellatmung

Bei Ruheatmung und flacher Brustkorbatmung wird nur ein geringer Anteil zur Verfügung stehenden Gasaustauschfläche genutzt (☞ Abb. 3.1A).

Bei ruhiger, vertiefter Zwerchfellatmung (Bauchatmung) füllen sich auch die unteren Alveolen in den großen, unteren Lungenabschnitten mit Luft und können am Gasaustausch teilnehmen. Nehmen diese Alveolen an der Diffusion teil, wird die Diffusionsfläche um ein Vielfaches vergrößert. So kann bei langsamer, vertiefter Bauchatmung mehr Sauerstoff aufgenommen werden (☞ Abb. 3.1B).

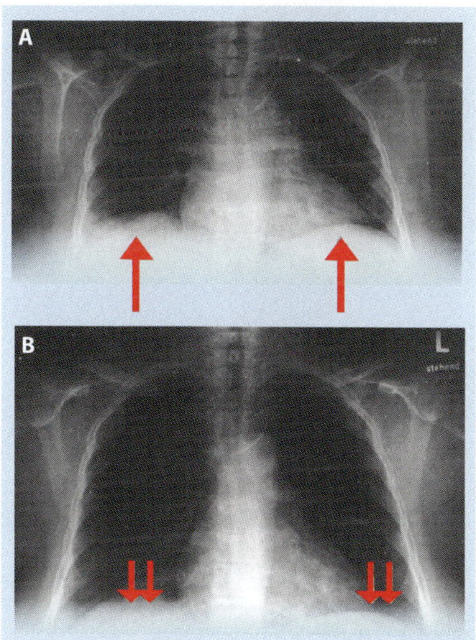

Abb. 3.1: **A:** Bei flacher Brustkorbatmung werden die unteren Lungenareale kaum belüftet. **B:** Zwerchfellatmung eröffnet die unteren Lungenareale.

Die folgenden Übungen helfen bei der Umstellung des Atemmusters:
• Wahrnehmungsschulung der Atembewegungen • Lenkung der Atembewegung vom Brustkorb in den Bauchraum • Vergrößerung der Atemzugvolumina und Verlängerung der Atempausen

3.1.1.1. Kontaktatmung mit Wahrnehmung der individuellen Atemexkursionen

Nun soll auf das Atemmuster Einfluss genommen werden: der Atemweg soll von Mund- auf Nasenatmung umgestellt werden und die Atembewegung von Brustkorbatmung auf Zwerchfellatmung. Dazu ist es wichtig, das Atemmuster bewusst wahrzunehmen (☞ Tab. 3.1).

Über manuellen Kontakt auf Brustkorb und Bauchdecke werden die unbewusst ablaufenden Atembewegungen erspürt (☞ Abb. 3.2). Die Hand als taktiles Sinnesorgan nimmt die Atemexkursionen direkt wahr und unterstützt steuernd die Umstellung des Atemmusters.

■ Technik

Die "Kontaktatmung" kann sowohl in einer entspannten Sitzposition auf einem bequemen Stuhl oder Sessel, als auch in Rückenlage mit leicht hoch gestelltem Oberkörper geübt werden.

■ Eigenwahrnehmung der Atembewegung

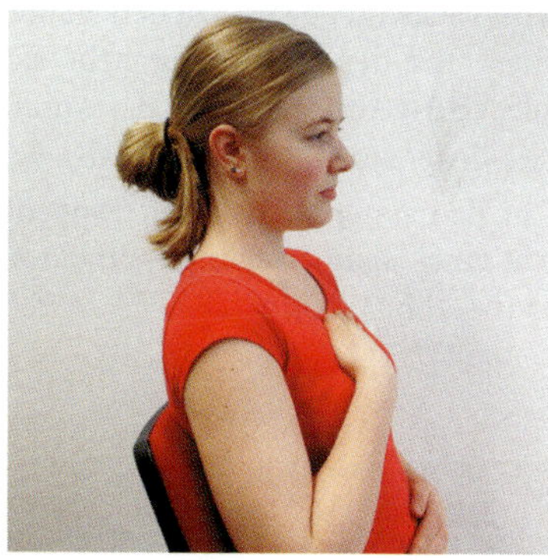

Abb. 3.2: Wahrnehmung der eigenen Atembewegungen.

Folgende Fragen sollen gestellt werden:

- Kann ich Atmung als Bewegung wahrnehmen?
- Wo können die Atembewegungen gespürt werden?
- In welche Richtung bewegt sich mein Brustbein beim Einatmen und beim Ausatmen?
- Wohin bewegt sich meine Bauchdecke beim Ein- und Ausatmen? (☞ Abb. 3.2)

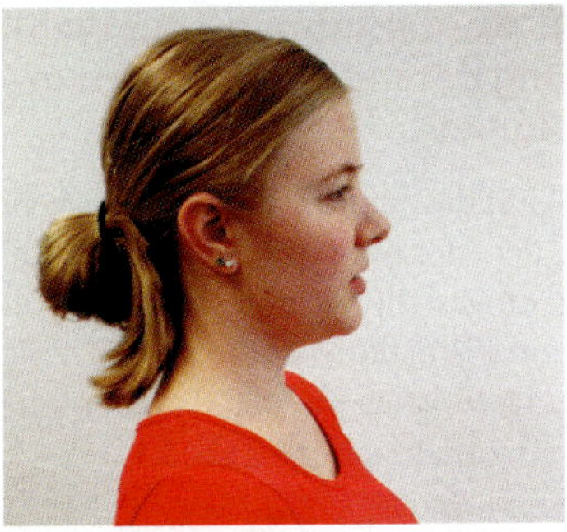

Abb. 3.3: Typische Mundstellung bei der Mundatmung.

Eigenwahrnehmung des Atemwegs

Folgende Fragen sollen gestellt werden:

- Erfolgt die Atmung über die Nase oder den Mund? (☞ Abb. 3.3)
- Leiden Sie des öfteren unter einem trockenen Mund?
- Sind die Atemwege der Nase frei? (Übungen zum Freimachen der oberen Atemwege ☞ Kap. 3.1.4.)

Konzentration auf Bauchatmung

- Beide Hände liegen locker auf der Bauchdecke. Nun wird versucht, bewusst zu den Händen hin zu atmen. Bei der Einatmung hebt sich die Bauchdecke (☞ Abb. 3.4A), bei der Ausatmung sinkt sie wieder zurück (☞ Abb. 3.4B).
- Auch an den unteren, hinteren Rippen kann vielleicht eine Atembewegung wahrgenommen werden (☞ Abb. 3.4C).

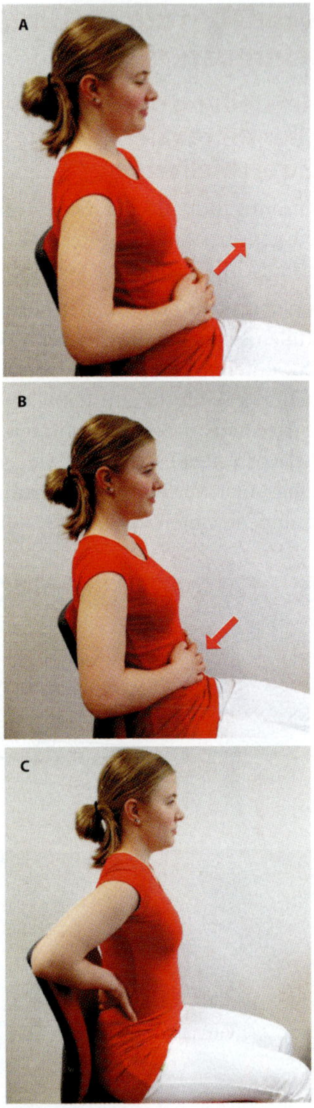

Abb. 3.4A-C: Bauchatmung.

- ▶ Bei Kontaktatmung ist es wichtig, durch die Nase einzuatmen!
- ▶ Können die Atembewegungen in einem ruhigen Rhythmus wahrgenommen und die Atemexkursionen zum Zwerchfell hin gelenkt werden, so sollte man am Ende der Einatmung eine kurze Pause einlegen. Die Pause am Ende der Einatmung ist wichtig. Sie erleichtert die Diffusion.
- ▶ Auch nach der Ausatmung wartet man bis zur nächsten Einatmung so lange, bis wieder ein Atemreiz verspürt wird. Die Pause am Ende der

Ausatmung verringert die Gefahr einer Hyperventilation.
- Bei ausreichend langer Pausendauer kann die Atmung immer weiter vertieft werden.
- Das harmonische Fließen der Atembewegung in den Bauch, im Wechsel mit den Pausen, wirkt entspannend.
- Die Kontaktatmung ist eine wichtige Grundübung zur Umstellung des Atemmusters – von Brustkorbatmung auf Zwerchfellatmung.
- Sie sollte täglich und regelmäßig geübt werden, da sich durch die Gasaustauschstörung das falsche Atemmuster immer wieder einschleicht.

3.1.1.2. Umstellung des Atemmusters von Mundatmung auf Nasenatmung

Warum ist die Atmung durch die Nase wichtig?

- Die Atemwege der Nase klimatisieren die Einatmungsluft. Die effektive Erwärmung und Befeuchtung sowie die Reinigung der Einatmungsluft schützen die Atemwege der Lunge vor Infektionen.
- Die Ausatmung durch die Nase pflegt die Nasenschleimhaut durch den Rückfluss körperwarmer und -feuchter Luft aus der Lunge
- Nasenatmung mindert durch Verlangsamung der Luftströmung die Gefahr von Hyperventilation.
- Für Patienten mit Langzeit-Sauerstoff-Therapie (LTOT) ist das Atmen durch die Nase wichtig, da der Sauerstoff in der Regel über eine Nasenbrille zugeführt wird.

Merke: Immer durch die Nase in den Bauch atmen!

Technik

Ausgangsstellung

- Entspannte Sitzposition
- Versuchen Sie wahrzunehmen, ob Sie über den Mund oder die Nase einatmen.

Durchführung

- Halten Sie den Zeigefinger in kleinem Abstand vor die Nase und dann vor den Mund und spüren Sie, wo die Luftströmung über den Finger streicht (☞ Abb. 3.5 und 3.6).

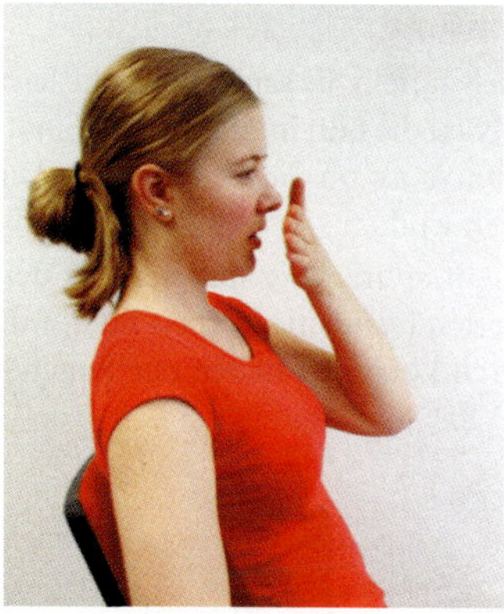

Abb. 3.5: Wahrnehmung der Mundatmung.

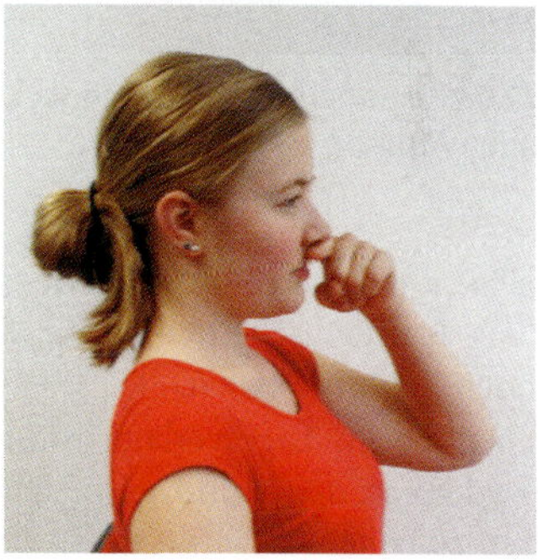

Abb. 3.6: Wahrnehmung der Nasenatmung.

3.1.1.2.1. Schnüffelnde Einatmung

Ausgangsstellung

- Aufrechte Sitzposition
- Eine Hand liegt auf dem Bauch, die andere verengt nur sehr leicht mit dem Gabelgriff den Nasenvorhof (☞ Abb. 3.7).

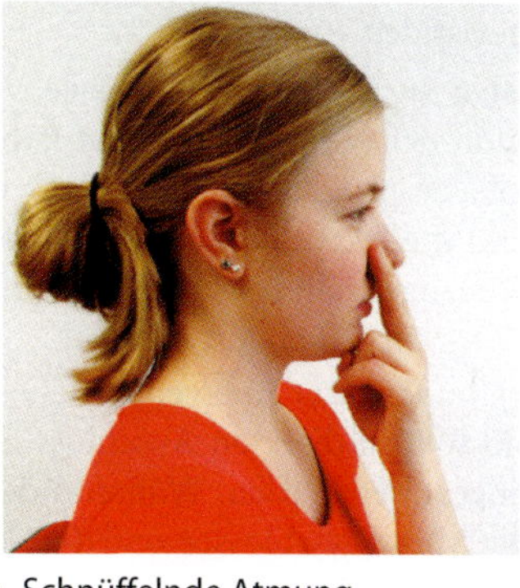

Abb. 3.7: Schnüffelnde Atmung.

Durchführung

- Nun schnüffeln Sie sanft durch die leicht eingeengte Nase die Luft in 3-4 kleinen Einatemschüben ein, so als ob Sie einen feinen Duft wahrnehmen wollten.
- Vielleicht spüren Sie mit der auf dem Bauch platzierten Hand, die kleinen Einatmungsschübe durch kurzes Anheben der Bauchdecke (☞ Abb. 3.8).

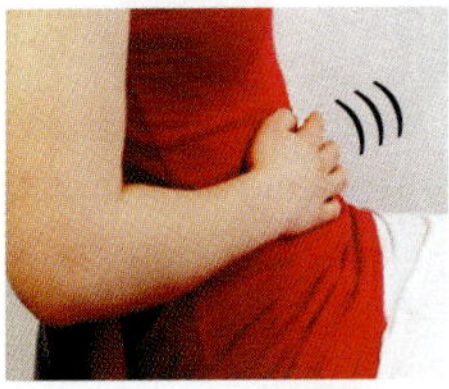

Abb. 3.8: Kurzes Anheben der Bauchdecke bei der schnüffelnden Atmung.

Fehlerquellen

- Achten Sie darauf, dass sich bei dieser Übung nicht das Brustbein hebt und die Schultern nicht hochgezogen werden.
- Versuchen Sie im Tagesverlauf immer wieder daran zu denken, den Mund beim Einatmen geschlossen zu halten.

3.1.1.2.2. Übung zum Freimachen der oberen Atemwege, abgewandelt nach Buteyko

Besonders LTOT-Patienten haben häufig Probleme mit angeschwollenen Atemwegen der Nase. Die Pflege der empfindlichen Nasenschleimhaut auf physiologischer Kochsalzbasis oder bei Bedarf mit Nasensalbe oder Nasendusche ist hilfreich. Der russische Pneumologe, Konstatin Buteyko, hat eine Übung entwickelt, die das "Abschwellen" der Naseschleimhaut unterstützt und die wir hier etwas abgewandelt vorstellen.

- Die dabei zu beobachtende lokale Volumenreduktion der Nasenschleimhaut könnte über den lokalen mechanischen Druck und den Schwerkrafteffekt auf die Schwellkörper im nasalen Venengeflecht sowie über eine Erhöhung des pCO_2-Spiegels erklärt werden.
- Diese Übung wirkt über einen CO_2-Anstieg. Deshalb soll im direkten Anschluss nicht vertieft eingeatmet werden. Während der Übung wird der Mund geschlossen und die Nase zugehalten (☞ Abb. 3.9).

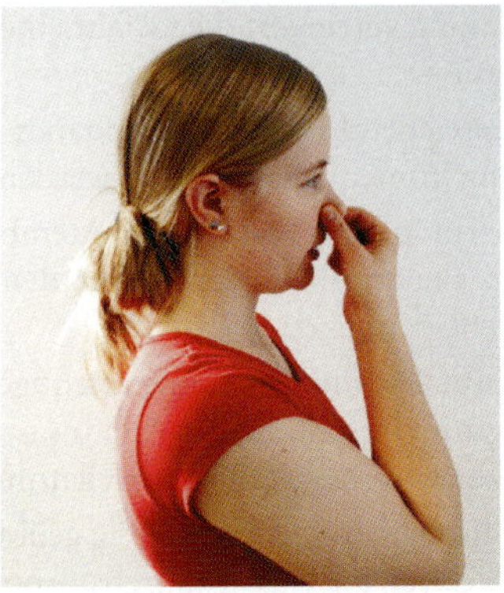

Abb. 3.9: Übung zum Freimachen der oberen Atemwege.

Durchführung

- Nach einer ruhigen Ausatmung wird eine Atempause von ca. 5-8 Sekunden eingelegt.
- Zur Veränderung der Blutfülle in dem dichten venösen Schwellkörper-System der Nasenschleimhaut wird der Kopf während der Atempause zwei- bis dreimal leicht nach hinten und nach vorne geneigt (☞ Abb. 3.10).

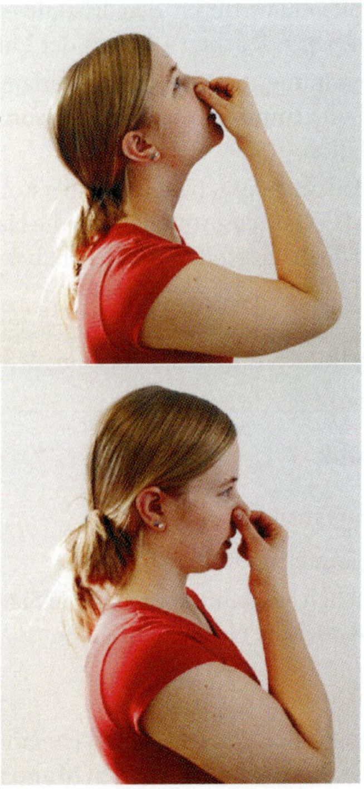

Abb. 3.10: Übung zum Freimachen der oberen Atemwege.

- Abschließend wird durch die Nase ruhig weiter geatmet, ohne die Atmung zu vertiefen.
- Diese Übung kann mehrmals wiederholt werden.

3.1.1.3. Intervallatmung (nach D. Pfeiffer-Kascha)

Selbsthilfetechnik zur Vergrößerung des Atemzugvolumens und Anregung der Zwerchfellatmung

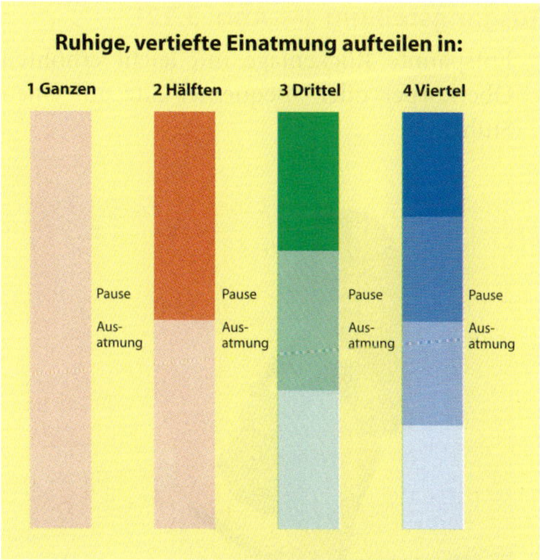

Abb. 3.11: Aufteilung der Einatmung.

Über eine Strukturierung der Einatmung in kontrollierte, gleich große Intervalle wird die Zwerchfellatmung angeregt und eine ruhige, entspannte Vergrößerung des Atemzugvolumens gefördert (☞ Abb. 3.11). Eine aktiv gehaltene Pause am Ende der Einatmung sorgt für eine optimale Verteilung der Luft in der Lunge. Bei zusätzlicher Atemwegsobstruktion wird die Intervallatmung mit einer PEP (*positive expiratory pressure*)-Atmung kombiniert, beispielsweise einer Ausatmung über die Lippenbremse oder über ein in Länge und Durchmesser angepasstes Strohhalm-Stück.

Ziele

- Anregung der Zwerchfellatmung
- Vergrößerung des Atemzugvolumens
- Optimale Luftverteilung in der Lunge und damit eine Vergrößerung der Gasaustauschfläche
- Erhaltung der Konzentration während der Atemübung

Ausgangsstellung

- Entspannter aufrechter Sitz auf einem Sessel oder einem Stuhl oder bequeme Rückenlage mit hochgestelltem Oberkörper (☞ Abb. 3.12).
- Die Hände liegen locker auf dem Bauch.

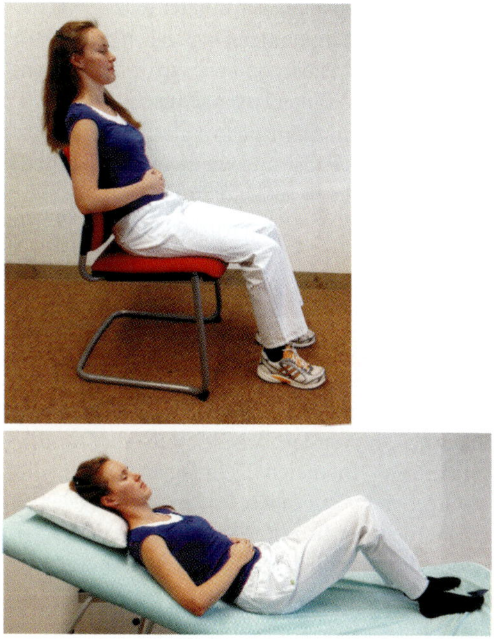

Abb. 3.12: Ausgangsstellung der Intervallatmung.

Instruktion

Einatmung

- "Nach ein paar entspannten Atemzügen durch die Nase, atmen Sie in Ruhe einen großen Atemzug ein, so dass Sie dabei die Vorwölbung der Bauchdecke spüren können" (Zwerchfellatmung).

Pause

- "Machen Sie am Ende der Einatmung eine Pause von 2 Sekunden ohne dabei Ihre Stimmbänder zu schließen und ohne die Atemmuskeln zu entspannen." (Man darf am Anfang der folgenden Ausatmung kein leises "Knackgeräusch" im Kehlkopf hören.)

Ausatmung

- "Über die Nase oder die dosierte Lippenbremse lassen Sie die Luft entspannt ausströmen."
- "Machen Sie nach der Ausatmung wieder eine Pause – bis der Einatemreiz einsetzt."

Aufteilung der Einatmung in gleich große Intervalle

- Den nächsten großen Atemzug in 2 gleich große Hälften einteilen, die Pause aktiv halten, und danach die Luft wieder entspannt ausströmen lassen.
- Pause – warten, bis der Einatemreiz einsetzt.
- Den folgenden Atemzug in 3 gleich große Drittel einteilen, Pause, und wie zuvor die Luft entspannt ausströmen lassen, Pause.
- Den nächsten Atemzug in 4 gleichmäßige Viertel einteilen, Pause und wie zuvor entspannt die Luft ausströmen lassen, Pause.
- Der folgende Atemzug wird wieder in 3 Drittel, den nächsten in 2 Hälften und den letzten in einem großen Atemzug eingeatmet.

Tipp: Fällt es schwer, die Zwerchfellatembewegung umzusetzen, kann als Ausgangsstellung eine abgewandelte therapeutische Körperstellung gewählt werden, beispielsweise die "Mondsichellage". In diesen Dehnlagen können die weitgehend verriegelten Costovertebralgelenke nicht mehr zur Brustkorberweiterung beitragen und die Atembewegung wird zwangsläufig durch das Zwerchfell vollzogen.

3.1.1.4. Basaltexte nach Ungerer (Koch et al.1972) – hier in abgewandelter Kurzform nach S. Weise

Selbsthilfetechnik zur Entspannung, Atemvertiefung und Wahrnehmung der Atembewegung

Von einem kurzen Lerntext, dem sog. "Basaltext" unterstützt, wird die Atembewegung des Zwerchfells über Handkontakt auf der Bauchdecke wahrgenommen. Die Basaltexte bestehen aus einer kurzen, verbalen Information aus wenigen, gleich lautenden Worten. Dieser immer gleichbleibende Wortlaut hat Signalfunktion. Die Basaltexte sind eine Selbsthilfetechnik, die der Patient selbstständig durchführen soll.

Ziele dieser abgewandelten Form für Patienten mit P(A)H sind

- Verbesserung der Atemwahrnehmung zur Umstellung des Atemmusters
- Vertiefung der Zwerchfellatmung und damit Vergrößerung der Gasaustauschfläche
- Senkung der Atem- und Herzfrequenz
- Förderung der allgemeinen Entspannung
- *Vorsicht:* Basaltexte haben auf den Blutdruck des großen Kreislaufs eine regulierende Wirkung. Bei arterieller Hypertonie beobachtet man häufig eine Senkung des Blutdrucks.
- Bei P(A)H-Patienten ist darauf zu achten, dass der arterielle Blutdruck im großen Kreislauf bei dieser Entspannungstechnik nicht zu stark abfällt. Die Reaktion des Blutdrucks auf die Basaltexte sollte vor und nach der Übung kontrolliert werden.

Ausgangstellung (☞ Abb. 3.12)

- Entspannte Rückenlage mit leicht erhöhtem Oberkörper oder bequemer Sitz auf einem Stuhl.

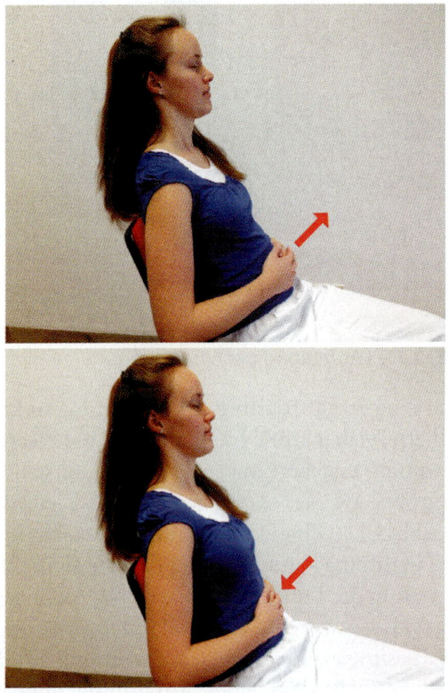

Abb. 3.13: Ausgangsposition. Einatmen.

- Beide Hände liegen entspannt auf dem Bauch.
- Die Augen schließen.
- Durch die Nase atmen.

Instruktion (☞ Abb. 3.14)

- Zur Stabilisation der Basaltexte als Selbsthilfetechnik wird der Lerntext in "Ich-Form" vorgetragen.

Durchführung:
- Wenn Sie möchten, schließen Sie jetzt Ihre Augen
- und legen Ihre Hände auf den Bauch

"Ich spüre die Hände auf dem Bauch

- die Größe meiner Hände

- die Wärme meiner Hände

- die Schwere meiner Hände

- ich spüre die Bewegung meines Bauches unter meinen Händen

- der Bauch bewegt sich nach vorne

- und zurück

- nach vorne

- und zurück

- vor

- vor

- ich spüre es

- und nun versuche ich die nächsten 3 Bewegungen des Bauches zu vergrößern
- ich nehme meine Hände vom Bauch und versuche, die großen Bewegungen des Bauches beizubehalten"

Abb. 3.14: Lerntext zu Basaltext nach Ungerer. Zwischen den einzelnen verbalen Kurzinformationen lässt man immer Zeit für zwei ruhige Atemzüge des Patienten (hier angedeutet durch die roten Zacken).

3.1.1.5. Übungen mit dem Einatemtrainer

Übungen zur Atemvertiefung

Atemtrainer oder SMI-Atemtrainer (englisch für *Sustained Maximal Inspiration* – angehaltene maximale Inspiration) (☞ Abb. 3.15) sind Ein-Patienten-Geräte.

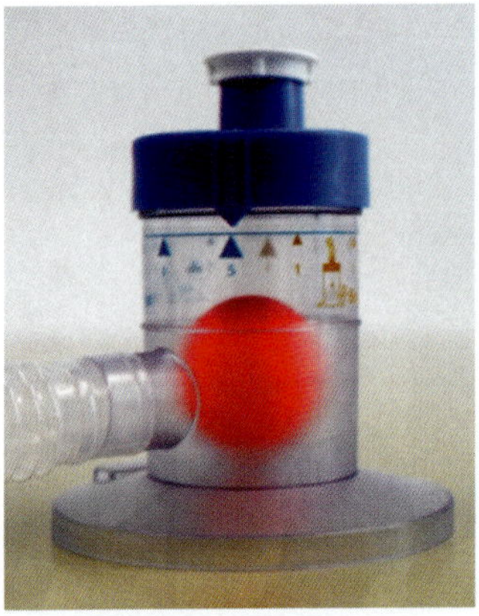

Abb. 3.15: Beispiel eines Atemtrainers oder SMI-Atemtrainers.

Die Geräte dürfen nur von einem Patienten benutzt, können nicht gereinigt werden und sollten daher nach einiger Zeit erneuert werden. Ein Atemtrainer unterstützt zum einen die Atemvertiefung über einen optischen Anreiz und aktiviert zum anderen die Atemmuskulatur. Es gibt flussorientierte Geräte und volumenorientierte Geräte. Der hier als Beispiel vorgestellte Atemtrainer "Mediflo duo" ist ein flussorientiertes Gerät. bei P(A)H-Pateinten nutzen wir nur die Einatemfunktion. Der Einatemwiderstand kann durch das Verdrehen des blauen Deckels am Zylinder verstellt werden.

- Zur Verbesserung der Sauerstoffaufnahme wird eine langsame, vertiefte, maximale Einatmung in den Bauch durchgeführt. Vorher den blauen Pfeil auf die "1" stellen. In dieser Einstellung kann der Ball mit einer langsamen Einatmung sehr lange "hoch gesogen" werden.
- Ist unser Ziel eine zusätzliche Kräftigung der Einatemmuskulatur, stellen wir den blauen Pfeil auf 5. Bei dieser niedrigen Stenose müssen die Einatemmuskeln vermehrt arbeiten, um den Ball hoch zu saugen. Auch hierbei sollte der Ball möglichst lange "hoch geatmet" werden.

Ausgangsstellung

- Gerader Sitz auf dem Stuhl. Das Gerät wird horizontal im Blickfeld gehalten (☞ Abb. 3.16).

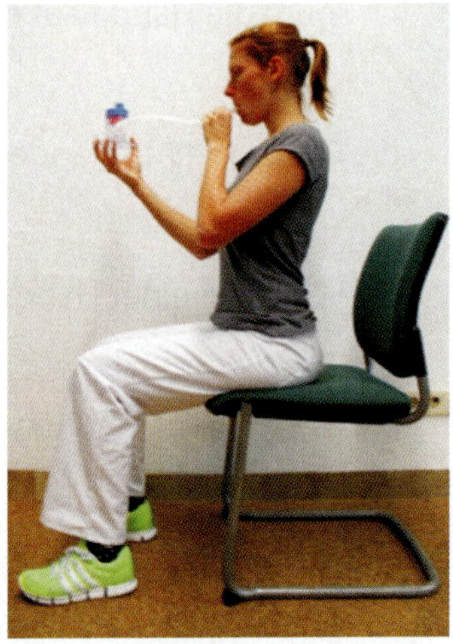

Abb. 3.16: Ausgangsposition.

- Nach der nächsten Ausatmung das Mundstück zwischen die Zähne nehmen und mit den Lippen umschließen.
- Nun wird durch die Einatmung über den Mund der Ball "hoch geatmet" (☞ Abb. 3.17).

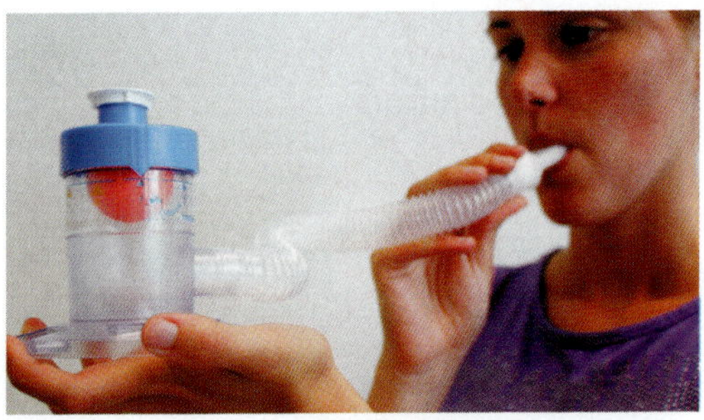

Abb. 3.17: Anwendung des Atemtrainers.

- Den Sog über einige Sekunden aufrechterhalten.
- Zur Kontrolle sollte man dabei innerlich bis 5 oder 10 zählen.
- Das Training mit dem SMI-Atemtrainer soll 3 × täglich durchgeführt werden.
- Dabei wird der Ball 5 × mit der Einstellung 1 und 5 × mit der Einstellung 5 hoch geatmet.

3.2. Atemphysiotherapeutische Übungen zur Funktionserhaltung der Atempumpe

Übersichtsseite für Physiotherapeuten

3.2.0. Funktionelle Probleme muskuloskelettaler Anteile der Atempumpe

- Krankheitsbedingte körperliche Inaktivität bei Menschen mit P(A)H:
  - Dekonditionierung der Atemmuskulatur
  - Bewegungseinschränkung skelettaler Anteile der Atempumpe
  - Minderung von Dehnfähigkeit aktiver und passiver Strukturen der Atempumpe

Physiotherapeutische Ziele

- Bestmögliche Erhaltung und Besserung
  - des Trainingszustandes der Atemmuskulatur
  - der Beweglichkeit von Intervertebral- und Costovertebralgelenken
  - der Dehn- und Gleitfähigkeit aktiver und passiver Strukturen der Atempumpe unter Berücksichtigung eingeschränkter Belastbarkeit durch Herzinsuffizienz bei Menschen mit P(A)H

Angenommener Wirkmechanismus

- Trainingseffekte mit Stoffwechselanregung
- Verbesserung inter- und intramuskulärer Koordination nicht ausreichend aktivierter Muskulatur
- Mobilisierung gelenkiger Verbindungen der Atempumpe
- Mechanische Dehn- und Gleitbeanspruchung aktiver und passiver Gewebsstrukturen der Atempumpe (z.B. Weichteile, Faszien, Muskulatur) und damit Senkung erhöhter Gewebswiderstände

Physiotherapeutische Maßnahmen

3.2.1. Hubfreie/hubarme Mobilisation der Brustwirbelsäule im Sitz
3.2.2. Abgewandelte therapeutische Körperstellungen

Hinweise:

Einatamtrainer: anspornende schnelle Atemvertiefungen (siehe 3.5)
Nordic Sitting: Übungen im Sitz mit den Nordic Walking Stöcken (siehe 5.3)

Die Atempumpe erweitert den Brustkorb und damit die mit ihm gleitend verbundene Lunge. Über den dabei entstehenden Unterdruck wird die Atemluft in die Atemwege eingesogen. Auf diese Weise pumpt die Atempumpe eines gesunden Erwachsenen durchschnittlich täglich ca. 20.000 Liter Luft durch die Atemwege. Zusätzlich sorgt sie über den Hustenmechanismus für die Reinigung der großen Atemwege.

Die Leistungsfähigkeit der Pumpfunktion wird bestimmt von Kraft und Ausdauerfähigkeit der-Atemmuskulatur und von Mobilität und Dehnfähigkeit der Gelenke und passiven Gewebsstrukturen des Brustkorbes.

Bei physiologischer Ruheatmung erweitert die Atempumpe den Brustkorb nur so weit, dass etwa ein halber Liter Luft eingesogen wird. Bei körperlicher Aktivität können maximal zwischen zwei bis sechs Liter Luft ventiliert werden. Dieses maximale Atemzugvolumen wird beim Lungenfunktionstest auch Vitalkapazität genannt. Die Größe der Vitalkapazität ist individuell unterschiedlich. Sie wird beeinflusst von Körpergröße, Alter, Körpergewicht und Geschlecht.

Bei Menschen mit P(A)H reduzieren Diffusionsstörung und zunehmende Rechtsherzinsuffizienz die allgemeine körperliche Leistungsfähigkeit. Entsprechend gering fällt die Beanspruchung der Atemmuskulatur aus. Die Atemmuskulatur zählt zur Skelettmuskulatur und verliert, wie alle Skelettmuskeln, bei zu geringer Beanspruchung an Muskelkraft und Ausdauerfähigkeit.

Nicht zuletzt aus diesem Trainingsrückstand der Atemmuskulatur heraus verändern Menschen mit P(A)H oft ihr Atemmuster. Sie atmen dann eher flach und mehr nach oben zum Brustbein hin gerichtet. Auch bei Atemnot wird die Atmung meist nur beschleunigt und die flache, obere Brustkorbatmung beibehalten.

Wird über lange Zeit nur mit geringem Atemzugvolumen ventiliert, verliert besonders der wichtigste Atemmuskel, das Zwerchfell, an Kraft und Ausdauerfähigkeit. Auch die Gelenke von Brustwirbelsäule und Rippen sowie die passiven Gewebsstrukturen des Brustkorbs können unbeweglicher werden.

Zur Verbesserung von Kraft und Ausdauer der Atemmuskulatur und zur Vergrößerung der Beweglichkeit der Brustwirbelsäulen- und Rippenge-

Wissen im Detail: Kurzer Einblick in die Anatomie von Atemmuskulatur und Skelett der Atempumpe
• Die **Atempumpe** arbeitet wie eine Saug-Druck-Pumpe. Kontrahiert sich die Atmungsmuskulatur, erweitert sie den Brustkorbinnenraum. Der dabei entstehende Unterdruck saugt die Luft in die Alveolen. Während der Ausatmung ziehen die elastischen Rückstellkräfte der Lunge Brustkorb und Atmungsmuskulatur wieder in ihre Ausgangsstellung zurück. Dadurch verkleinert sich der Brustkorbraum und die Luft wird aus den Atemwegen gedrückt. Die Ausatemmuskulatur unterstützt die Verkleinerung des Brustkorbs, wenn die Luft schnell oder gegen Widerstand aus den Atemwegen gedrückt werden muss.
Atemmuskulatur
• Das **Zwerchfell** ist unser Hauptatemmuskel. Bei einem gesunden Menschen leistet es 80 % der Atemarbeit. Die Muskelfasern entspringen am vorderen und seitlichen unteren Brustkorbrand. Der hintere, lumbale Zwerchfellanteil entspringt an festen Bindegewebsfaserbändern sowie der unteren Lendenwirbelsäule. Alle Muskelfasern des Zwerchfells ziehen kuppelförmig nach oben und setzen an einer festen Bindegewebsplatte, der Zwerchfellkuppel, an (☞ Abb. 3.18). • **Während der Einatmung** verkürzen sich die Muskelfasern aktiv und ziehen die Zwerchfellkuppel in Richtung Bauchraum. Damit vergrößert sich der Brustkorbinnenraum und der Bauch wölbt sich nach vorne. Deshalb nennt man die Zwerchfellatmung auch "Bauchatmung" (☞ Abb. 3.19). • **Während der Ausatmung** entspannen sich die Muskelfasern des Zwerchfells und die elastischen Kräfte der Lunge ziehen die Zwerchfellkuppe weit nach oben zurück bis zur 4. Rippe in den Brustkorbraum. Bei Ruheatmung ziehen die Muskelfasern des Zwerchfells ihre Kuppel ca. 2-3 cm nach unten, bei tiefer Zwerchfellatmung ca. 10-12 cm.

- **Einfluss der Lendenwirbelsäulen-Stellung auf Länge und Funktion des lumbalen Zwerchfellanteils:** Die lumbalen Muskelfasern des Zwerchfells werden bei häufig eingenommener entspannter Sitzhaltung mit runder Lendenwirbelsäule passiv angenähert. Sie geraten dadurch in eine sog. aktive Insuffizienz und können sich nicht mehr kraftvoll zusammenziehen. Dies führt auf Dauer zum Verlust von Muskelkraft (☞ Abb. 3.20).
  Der lumbale Zwerchfellanteil hat zusätzlich die Aufgabe mit einer Muskelschlinge die Speiseröhre am Mageneingang zu verschließen. Eine Muskelschwäche des lumbalen Zwerchfellanteils mindert diese Verschlussfunktion am Mageneingang und kann für Sodbrennen und Reizhusten verantwortlich sein.
- Das **Zwerchfell unterteilt den Innenraum unseres Rumpfes** in Brustkorb- und Bauchraum. Es übt auf die Organe in diesen beiden Innenräumen durch alternierende Druckschwankungen einen starken Einfluss aus. Im Brustkorb sorgt es für die Ventilation der Atemluft und unterstützt die Herzpumpe. Im Bauchraum fördern die alternierenden Druckschwankungen den venösen und lymphatischen Rückstrom zum Herzen, regen die Darmperistaltik an und beeinflussen das vegetative Nervensystem (☞ Abb. 3.19).

Atemhilfsmuskulatur

- Die Atemhilfsmuskulatur (in der Abb. 3.21 rot eingezeichnet) verläuft als Brust-, Schulter- und Nackenmuskulatur zwischen dem Brustkorb, dem Kopf, der Hals- und Brustwirbelsäule und dem Schultergürtel.
- Die Atemhilfsmuskulatur erweitert den Brustkorb nach oben hin in Richtung Kopf. Sie trägt beispielsweise bei körperlicher Leistung zu ca. 20 % zusätzlicher Brustkorberweiterung bei. Am effektivsten arbeitet die Atemhilfsmuskulatur bei abgestützten Armen.
- Menschen mit P(A)H atmen häufig bereits in körperlicher Ruhe mit ihrer Atemhilfsmuskulatur. Dies ist sehr anstrengend, verbraucht unnötig viel Energie und Sauerstoff und blockiert die Zwerchfellatmung.

Ausatemmuskulatur

- Die Ausatemmuskulatur (in der Abb. 3.21 grün eingezeichnet) besteht aus der Bauch- und Rückenmuskulatur. Sie verläuft zwischen Brustkorb und Becken. Bei forcierter Ausatmung zieht sie die Rippen nach unten in Richtung Becken und drückt die Bauchblase in den Brustkorbinnenraum. Durch diese Raumverkleinerung wird die Luft schnell aus der Lunge herausgepresst.
- Die Ausatemmuskulatur wird physiologisch nur bei der sog. aktiven Ausatmung eingesetzt, z.B. bei körperlicher Anstrengung, bei Pressatmung, bei lautem Sprechen und Schreien, beim Husten und Niesen. Bei jeder aktiven Ausatmung, insbesondere bei Pressatmung, erhöht sich der Druck im Brustkorbinnenraum, der sog. intrathorakale Druck mit Gefahr einer plötzlichen Vorlasterhöhung des Herzens (☞ Kap. 2.5. Pressatmung).

Skelettsystem der Atempumpe

- Jede Rippe ist jeweils über zwei Gelenke mit der Brustwirbelsäule (BWS) und eine gelenkige Verbindung mit dem Sternum verbunden. Bei Einatmung heben sich die Rippen und erweitern den Brustkorbinnenraum, bei Ausatmung senken sich die Rippen und verkleinern ihn (☞ Abb. 3.22).
- **Einfluss der BWS-Bewegung auf die Rippenstellung:** Durch die enge BWS-Rippen-Verbindung verändert sich bei jeder Bewegung der BWS die Stellung der Rippen. So bewegen sich bei BWS-Extension die Rippen in Richtung Einatemstellung und bei BWS-Flexion in Ausatemstellung (☞ Abb. 3.23A). Bei der Lateralflexion bewegen sich die Rippen der konvexen Seite in Einatemstellung, die der konkaven Seite in Ausatemstellung (☞ Abb. 3. 23B). Auch bei der BWS-Rotation erweitert sich eine Brustkorbseite bei gleichzeitiger Verengung der Gegenseite (☞ Abb. 3.23C).

lenke und damit zur Vergrößerung des individuellen Atemzugvolumens werden in diesem Kapitel spezielle atemphysiotherapeutische Übungen vermittelt.

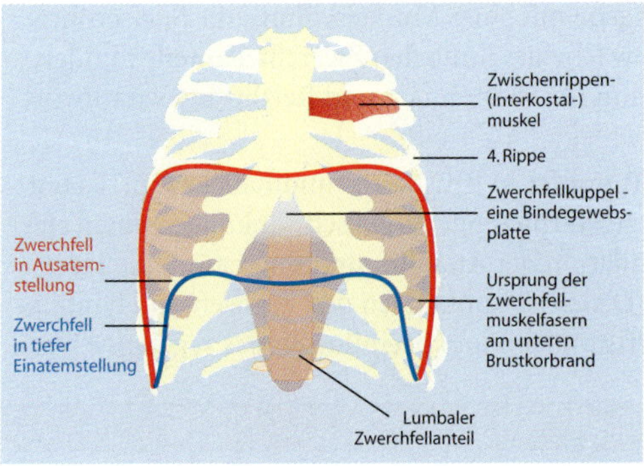

Abb. 3.18: Zwerchfell in Ein und -Ausatemstellung.

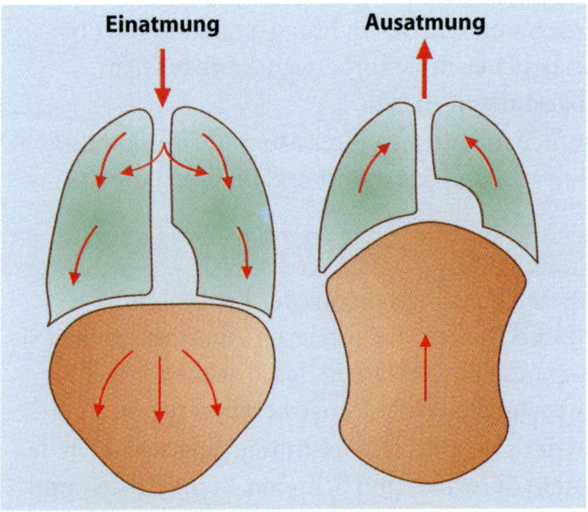

Abb. 3.19: Tiefe Zwerchfellatmung beeinflusst durch alternierende Druckschwankungen die Organe in Brust- und Bauchraum.

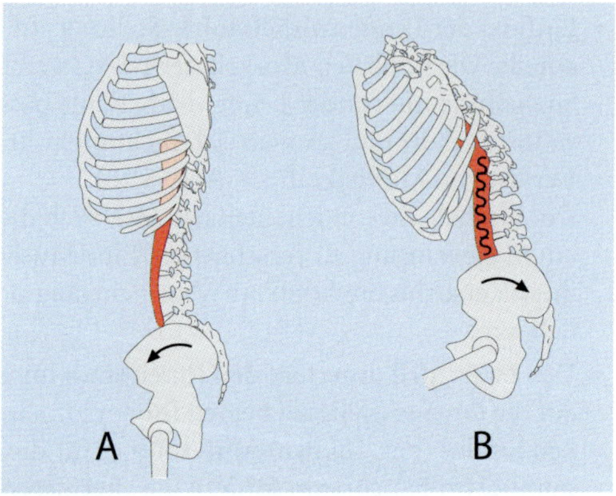

Abb. 3.20: Einfluss der LWS-Stellung auf Länge und Funktion des lumbalen Zwerchfellanteils. **A:** Gute Funktion des lumbalen Zwerchfellanteils durch Vordehnung bei aufrechter Wirbelsäulenhaltung. **B:** Aktive Insuffizienz des lumbalen Zwerchfellanteils durch passive Annäherung bei kyphotischer LWS-Haltung im entspannten Sitz.

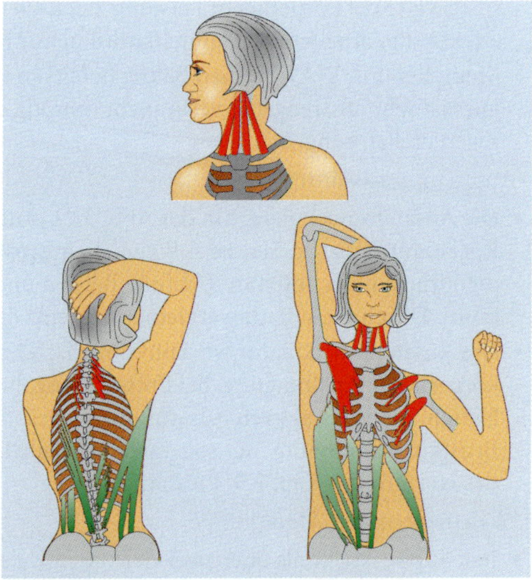

Abb. 3.21: Schematische Darstellung der Atemhilfsmuskulatur (rot) und Ausatemmuskulatur (grün). *Modifiziert nach I.A. Kapandji, 1982.*

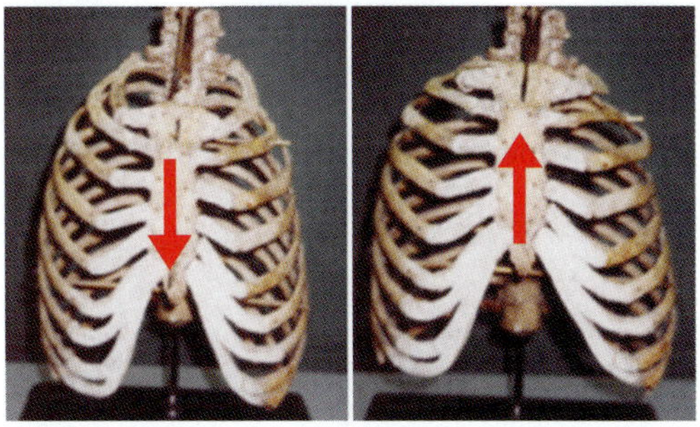

Abb. 3.22: Bewegung der Rippen in Aus- und Einatmestellung.

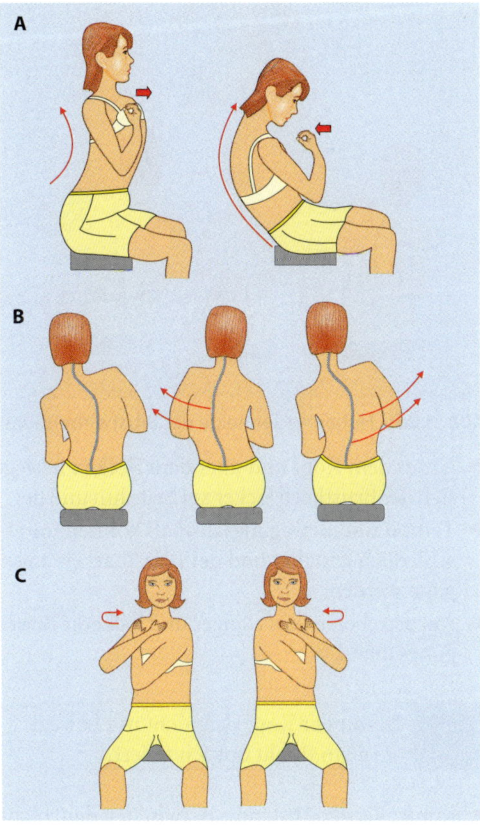

Abb. 3.23A-C: Beteiligung der Rippen an der Atemfunktion.

3.2.1. Hubarme/hubfreie Mobilisation der Brustwirbelsäule im Sitz (nach S. Klein-Vogelbach mit Abwandlungen nach S. Weise)

Diese schonende Mobilisationstechnik ermöglicht eine funktionelle und differenzierte Verbesserung der Beweglichkeit der Wirbelsäulengelenke. Sie besteht aus drei Übungen: der Rotation, der Seitneigung sowie der Beugung und Streckung der Brustwirbelsäule. Durch Bewegungen der Brustwirbelsäule werden zwangsläufig auch die Rippen-Wirbelgelenke und damit der Brustkorb mobilisiert. Wie der Name sagt, arbeitet diese Mobilisationstechnik ohne oder nur mit sehr geringem Hub von Körpergewichten gegen die Schwerkraft. In aufrechter Position bewegt sich die Brustwirbelsäule um ihre drei Bewegungsachsen über dem feststehenden Becken und unter dem gerade gehaltenen Kopf. Auf diese Weise muss der Rumpf nicht ausbalanciert und das Kopfgewicht weder gegen die Schwerkraft bewegt noch gehalten werden. Diese Kraftersparnis hilft Pressatmung zu vermeiden. Sie ermöglicht eine relativ zügige und fein abgestimmte Bewegung und damit eine belastungsarme Mobilisation und Kräftigung des muskuloskelettalen Systems der Atempumpe. Zur Vermeidung einer zusätzlichen Vorlasterhöhung wird diese Technik bei P(A)H-Patienten bevorzugt im sitzen geübt.

Hubfreie Rotation der Brustwirbelsäule

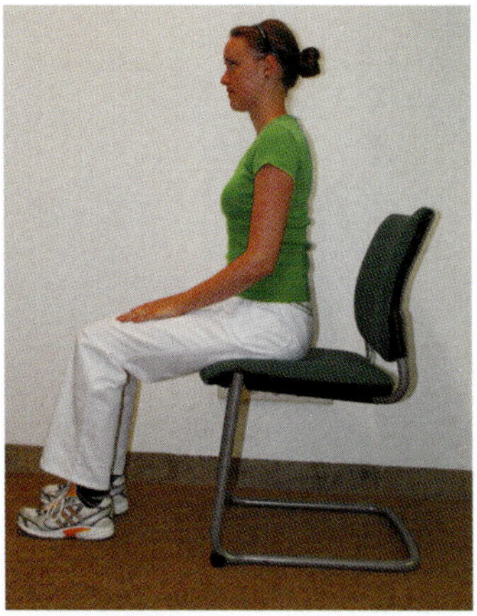

Abb. 3.24: Ausgangsstellung für alle drei Übungen der hubarmen/hubfreien Mobilisation der Brustwirbelsäule.

Die Ausgangsstellung (☞ Abb. 3.24)

- Gerader Sitz auf dem Stuhl. Eine aufrechte Wirbelsäulenhaltung ist bei dieser Übung besonders wichtig, da bei gebeugter Haltung die Fassettgelenke der Wirbelsäule diese Rotationsbewegung blockieren.
- Die Beine stehen hüftbreit auseinander, die Füße stehen unter den Knien und haben festen Bodenkontakt.
- Die Hände liegen auf den oberen, vorderen Rippen oder auf dem Brustbein.
- Die Atmung fließt locker. Sie sollte weder angehalten noch dem Bewegungsrhythmus angepasst werden.
- Kopf und Becken bleiben fixiert, die Brustwirbelsäule wird in zwei Bewegungsebenen mobilisiert:
  - im oberen Bereich zwischen Hals- und Brustwirbelsäule
  - und im unteren Bereich zwischen Brust- und Lendenwirbelsäule.

Instruktion (☞ Abb. 3.25)

- "Unter dem Kopf und über dem Becken dreht sich der Brustkorb locker hin und her".

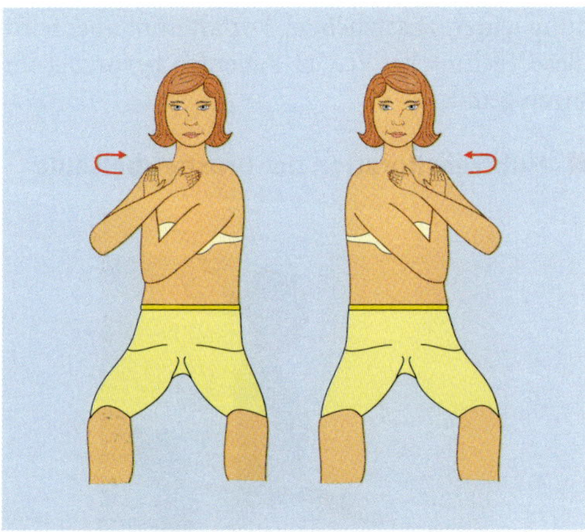

Abb. 3.25: Wirbelsäulenrotation.

- Tempo und Bewegungsausmaß können unterschiedlich gestaltet und der Belastbarkeit angepasst werden.
- Anzustreben ist ein zügiger und lockerer Bewegungsablauf.

Tipp	Damit der Kopf sich nicht mit bewegt, wird ein Punkt optisch fixiert.

Hubarme Seitneige der Brustwirbelsäule

Ausgangsstellung (☞ Abb. 3.24)

Instruktion (☞ Abb. 3.26)

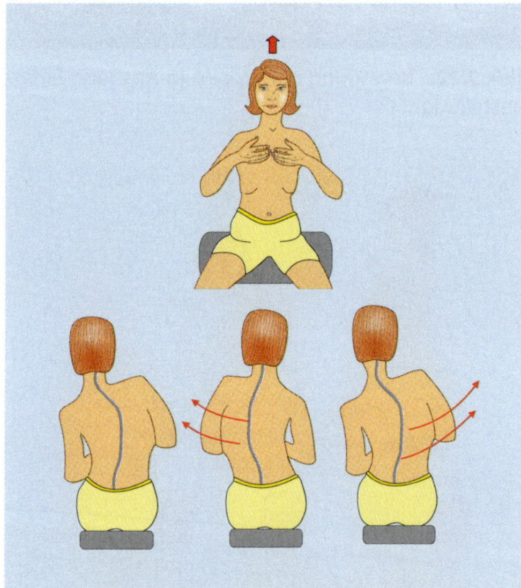

Abb. 3.26: Hubarme Seitneige der Brustwirbelsäule

- Unter dem Kopf und über dem Becken bewegt sich der Brustkorb locker zur Seite hin und her.
- Tempo und Bewegungsausmaß können unterschiedlich gestaltet und der Belastbarkeit angepasst werden.
- Anzustreben ist ein zügiger und lockerer Bewegungsablauf.

Tipp:	Damit der Kopf sich nicht mit bewegt, wird ein Punkt optisch fixiert.

- Kontrolle: der Abstand z.B. zwischen dem rechten seitlichen unteren Brustkorbrand und dem rechten seitlichen oberen Beckenkamm wird bei dieser Bewegung im Wechsel vergrößert und verkleinert.
- Fehlerquelle: wechselseitiges Anheben der rechten und linken Schulter ohne BWS-Bewegung

Hubarme Mobilisation der Wirbelsäule im Sinne der Beugung und Streckung von Brust- und Lendenwirbelsäule

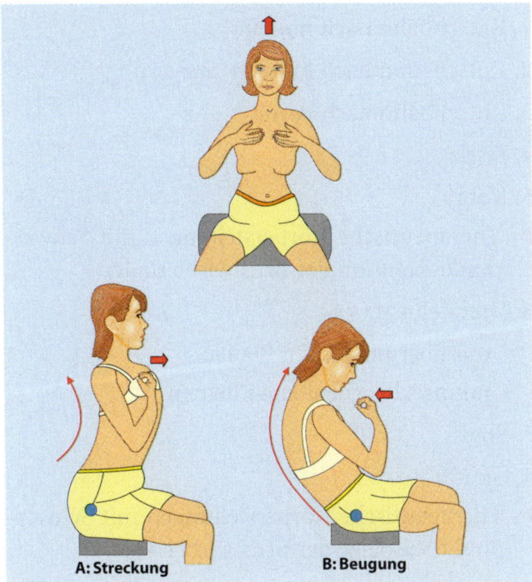

Abb. 3.27: Hubarme Mobilisation der Wirbelsäule. **A:** Streckung, **B:** Beugung. ● = Hüftgelenk.

> **Wirbelsäulenstreckung:** Die Bewegung wird mit einer "Becken-Kippung" mit Hüftgelenks-Flexion eingeleitet. Die Extensionsbewegung setzt sich in die Lenden- und Brustwirbelsäule fort. Durch diese Wirbelsäulenbewegung hebt sich das Brustbein ohne Atemvertiefung in Richtung Kinn. Das Kinn bleibt nahe am Hals, der Kopf darf nicht in den Nacken gelegt werden.

Instruktion (☞ Abb. 3.27A)

Becken über die Oberschenkel weit nach vorne und das Brustbein dabei in Richtung Zimmerdecke schieben. Der Blick bleibt nach vorne gerichtet.

> **Wirbelsäulenbeugung:** Die Bewegung wird mit einer "Becken-Aufrichtung" mit Hüftgelenks-Extension eingeleitet. Dabei beugt sich die Wirbelsäule und der Rumpf lehnt sich etwas nach hinten. Gleichzeitig senkt sich das Kinn nach vorne auf die Brust, der Patient schaut in Richtung seines Bauchnabels.

Instruktion (☞ Abb. 3.27B)

Über die Sitzbeinhöcker mit dem Becken nach hinten gehen und dabei die Brustwirbelsäule nach vorne beugen. Der Blick richtet sich zum Bauchnabel.

Diese langsame große Rumpfbewegung lässt sich gut mit der Atmung kombinieren, d.h. bei der Beugung der Wirbelsäule Ausatmung, bei Streckung Einatmung. Zwischendurch sollten Atempausen mit ein bis zwei lockeren Atemzügen stattfinden. Tempo und Bewegungsausmaß können unterschiedlich gestaltet und der Belastbarkeit angepasst werden.

3.2.2. Abgewandelte therapeutische Körperstellungen

Therapeutische Körperstellungen wirken biomechanisch auf das muskuloskelettale System der Atempumpe. Zusätzlich beeinflussen sie Ventilation und Perfusion der Lunge und fördern die Körperwahrnehmung. Sie haben ihren Ursprung im Yoga. Die verwendeten Namen der einzelnen Übungen sind nicht festgelegt und variieren.

Ziel der Abwandlung ist die Vermeidung einer zusätzlichen Rechtsherzbelastung durch Vorlasterhöhung und Pressatmung. Aus diesem Grund werden ursprünglich horizontale Ausgangsstellungen in Sitzpositionen umgewandelt. Kopftiefe Körperstellungen oder Stellungen, die zur Pressatmung verleiten, wurden aus dem Programm genommen.

- Übungsprinzip: Es werden definierte Körperstellungen eingenommen und über 3-5 Atemzüge gehalten. Daran schließt sich über 8-10 Atemzüge eine Ruhestellungen an.

In den Erfolgsstellungen kommt es über eine Ausschöpfung der Brustwirbelsäulenbewegungen zur weitgehenden Verrieglung der Rippen-Wirbelgelenke. Können sich die Rippen nicht mehr an der Brustkorberweiterung beteiligen, verlagert sich die Atembewegung zwangsläufig auf das Zwerchfell. Es wird während der Erfolgsstellung gekräftigt. In der Ruhestellung setzt eine reaktive, entspannte Bauchatmung ein.

Ziele der therapeutischen Körperstellungen für P(A)H-Patienten

- Mobilisation und Dehnung der muskuloskelettalen Anteile der Atempumpe
- Kräftigung der Atemmuskulatur, insbesondere des Zwerchfells
- Reaktive Atemvertiefung, insbesondere der Zwerchfellatmung
- Verbesserung der Ventilation
- Veränderung der Lungenperfusion
- Körperwahrnehmung und reaktive Entspannung

Um Überlastungen und Pressatmung zu vermeiden, werden die Übungen zuerst erklärt und demonstriert. Dann werden sie mental unter vorgestellter Kopplung von bewusster Ausatmung und Bewegung durchgeführt. Erst dann werden die therapeutischen Körperstellungen unter Anleitung und Kontrolle praktisch geübt.

- Therapeutische Körperstellungen mit Schwerpunkt Streckung der Brustwirbelsäule

1. Rutschbahn nach hinten
2. Rutschbahn nach hinten – Steigerung
3. Rutschbahn nach vorne
4. Fisch
5. Kobra

- Therapeutische Körperstellungen mit Schwerpunkt Rotation der Brustwirbelsäule

6. Drehdehnsitz
    - mit überschlagenen Beinen
    - mit parallel gehaltenen Beinen
7. Yogi
8. Giraffe

- Therapeutische Körperstellungen mit Schwerpunkt Seitneige der Brustwirbelsäule

9. Vögelchen
10. Mondsichelsitz

1. "Rutschbahn nach hinten" Abwandlung durch sitzende Ausgangsstellung (ursprünglich: Fersensitz)		
Ausgangsstellung (☞ A): • Sicherer Sitz auf vorderem Stuhldrittel • Beine hüftbreit • Knie leicht ausgestreckt • Füße fest auf dem Boden • Hände seitlich auf der hinteren Sitzfläche • Atmung ruhig und entspannt in den Bauch	*Zur Erfolgsstellung – Durchführung* (☞ B): • Nach einer kurzen Einatmung mit der Ausatmung auf "fff" Gewicht auf die Hände verlagern • Wirbelsäule strecken und das Brustbein nach oben in Richtung Hals schieben • Kopf in Verlängerung der Wirbelsäule halten • in dieser Erfolgsstellung 3-5 ruhige Atemzüge lang bleiben	*Danach – in die Ruhestellung* (☞ C): • wie Ausgangsstellung oder entspannt, angelehnt auf dem Stuhl sitzen (☞ D) • Nachatmen: 10 ruhige Atemzüge in den Bauch • Die Übung 1 bis 3 mal wiederholen

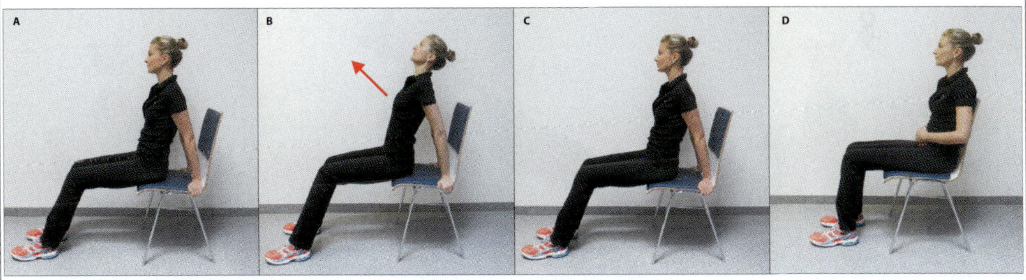

Ziele:

- Kräftigung folgender Muskeln: hintere Oberarm- und Schultermuskulatur, Wirbelsäulenstreck-Muskulatur, Zwerchfell
- Mobilisation der Wirbelsäule im Sinne der Streckung
- Dehnung der Brustmuskulatur und der oberen Bauchwand
- *Vorsicht:* Vermeidung von Pressatmung in der Erfolgsstellung!

2. Steigerung der Übung "Rutschbahn nach hinten" in sitzender Ausgangsstellung (ursprünglich: Fersensitz)

Ausgangsstellung (☞ **A**):	*Zur Erfolgsstellung – Durchführung* (☞ **B**):	*Danach in die Ruhestellung* (☞ **C**):
• Sicherer Sitz auf vorderem Stuhldrittel • Beine hüftbreit • Knie leicht ausgestreckt • Füße fest auf dem Boden • Hände seitlich auf der hinteren Sitzfläche • Atmung ruhig und entspannt in den Bauch	• Nach einer kurzen Einatmung mit der Ausatmung auf "fff" • Gewicht auf die Hände verlagern • Gesäß vom Stuhl abheben und Wirbelsäule strecken und Brustbein nach oben schieben • Kopf in Verlängerung der Wirbelsäule halten • in dieser Erfolgsstellung 3-5 ruhige Atemzüge lang bleiben	• wie Ausgangsstellung oder • entspannt, angelehnt auf dem Stuhl sitzen • Nachatmen: 10 ruhige Atemzüge in den Bauch • Übung 1 bis 3 mal wiederholen

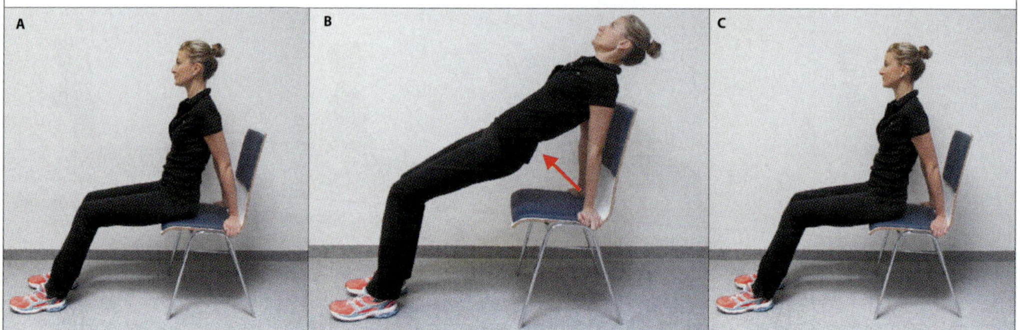

Ziele (wie unter Punkt 1 beschrieben, aber mit erhöhter Kraftleistung):

- zusätzlich Kräftigung der Gesäßmuskulatur und hinteren Oberschenkelmuskulatur
- *Vorsicht:* Vermeidung von Pressatmung!

3. "Rutschbahn nach vorne" Abwandlung sitzende Ausgangsstellung mit Unterarmstütz an der Wand (ursprünglich: Kniestand mit tiefer Rumpfstellung)		
Ausgangsstellung (☞ A): • Stuhl steht etwas mehr als Oberschenkellänge von der Wand entfernt • Sitz auf vorderem Stuhldrittel • Beine stehen breit auseinander • Unterarme stützen verschränkt in Kopfhöhe an der Wand • Kopf auf Unterarme ablegen • Atmung ruhig und entspannt in den Bauch	*Zur Erfolgsstellung – Durchführung* (☞ B): • Nach einer kurzen Einatmung mit einer Ausatmung auf "fff" • Arme an der Wand weiter noch oben schieben • Wirbelsäule aktiv strecken • das Brustbein nach vorne oben schieben • Kopf dabei nicht in den Nacken schieben, sondern in Verlängerung der Wirbelsäule halten • in dieser Erfolgsstellung 3-5 ruhige Atemzüge lang bleiben	*Ruhestellung* (☞ C): • wie Ausgangsstellung oder • entspannt, angelehnt auf dem Stuhl sitzen • Nachatmen: 10 ruhige Atemzüge in den Bauch • Übung 1 bis 3 mal wiederholen

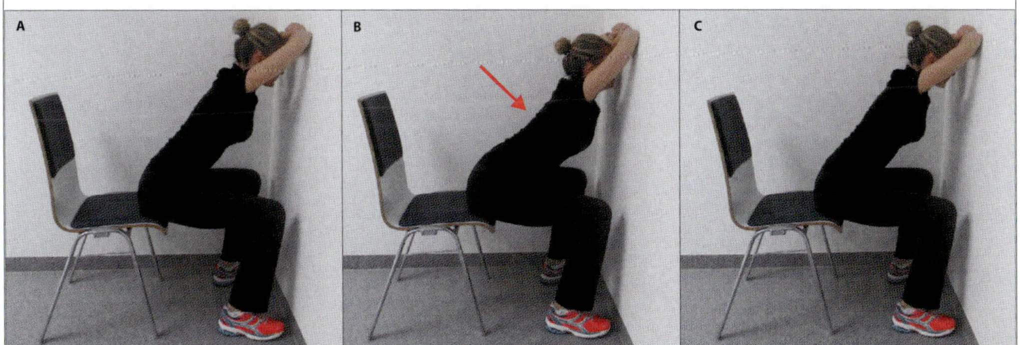

Ziele:
• Mobilisation der Wirbelsäule im Sinne der Streckung • Dehnung der vorderen Schultergürtel- und Brustkorbmuskulatur und der oberen Bauchwandmuskulatur

4. "Fisch" – Abwandlung in Sitzposition (ursprünglich: Rückenlage)		
Ausgangsstellung (☞ A): • Sicherer Sitz auf vorderem Stuhldrittel • Beine hüftbreit • Knie gebeugt und Füße unter dem Stuhl • Zehen fest auf dem Boden • Wirbelsäule aktiv aufgerichtet • Hände stützen seitlich auf hinterer Sitzfläche • Atmung ruhig und entspannt in den Bauch	*Zur Erfolgsstellung – Durchführung* (☞ **B**): • Handinnenflächen auf den Rücken legen • Finger zeigen in Richtung Gesäß • Daumen zeigt nach außen • Nach einer kurzen Einatmung mit der Ausatmung auf "fff" • Ellenbogen im Rücken zusammenführen • das Brustbein nach vorne oben schieben • in dieser Erfolgsstellung 3-5 ruhige Atemzüge lang bleiben	*Ruhestellung* (☞ C): *wie Ausgangsstellung:* • Anschließend langsam in die Ruhestellung • Hände stützen wieder seitlich auf Sitzfläche • Die Wirbelsäule ist entspannt aber aufrecht oder • entspannt, angelehnt auf dem Stuhl sitzen • Nachatmen: 10 ruhige Atemzüge in den Bauch • Übung 1 bis 3 mal wiederholen

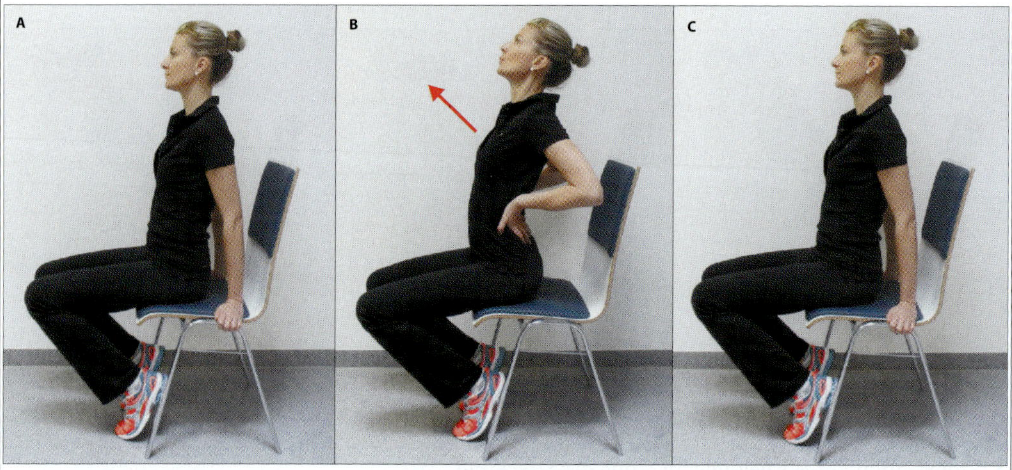

Ziele:
• Mobilisation der Wirbelsäule im Sinne der Streckung, Dehnung der vorderen Brustmuskulatur • Kräftigung der Rückenstreckmuskulatur, hinteren Schulterblattmuskulatur und des Zwerchfells

5. "Kobra" – Abwandlung in Sitzposition (ursprünglich: Bauchlage)		
Ausgangsstellung (☞ A): • Sicherer Sitz auf vorderem Stuhldrittel • Beine hüftbreit, Knie gebeugt • Füße unter den Knien fest auf dem Boden • Wirbelsäule entspannt, aber aktiv aufgerichtet • Hände stützen seitlich auf hinterer Sitzfläche • Atmung ruhig und entspannt in den Bauch	*Zur Erfolgsstellung – Durchführung* (☞ B): • Handinnenflächen auf Gesäß legen, Daumen zeigen nach außen • Nach einer kurzen Einatmung mit der Ausatmung auf "fff" • Ellenbogen strecken und Schulterblätter zur Wirbelsäule führen • das Brustbein nach vorne oben schieben • in dieser Erfolgsstellung 3-5 ruhige Atemzüge lang bleiben	*Ruhestellung: wie Ausgangsstellung* (☞ C): • Anschließend langsam in die Ruhestellung • Hände stützen wieder seitlich auf Sitzfläche • Die Wirbelsäule ist entspannt aber aufrecht oder • entspannt, angelehnt auf dem Stuhl sitzen • Nachatmen: 10 ruhige Atemzüge in den Bauch • Übung 1 bis 3 mal wiederholen

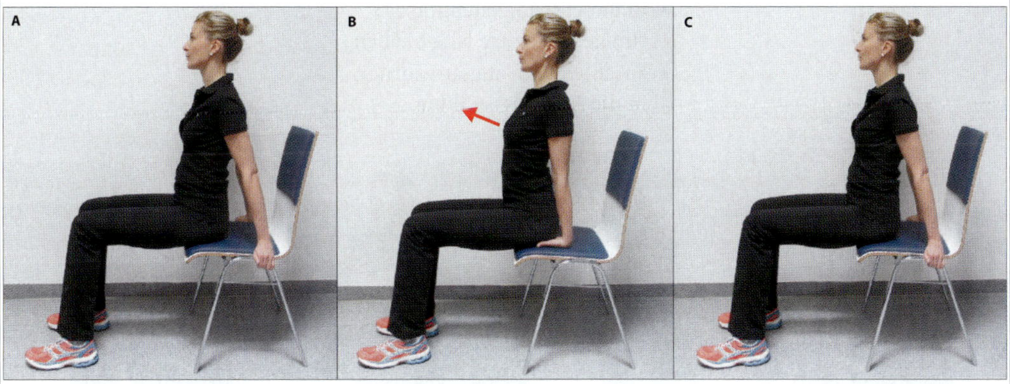

Ziele:

- Mobilisation der Wirbelsäule im Sinne der Streckung, Dehnung der vorderen Brustmuskulatur
- Kräftigung der Rückenstreckmuskulatur, hinteren Schulterblattmuskulatur und des Zwerchfells

6. "Drehdehnsitz" mit parallel gestellten Beinen – Abwandlung (ursprünglich: Rücken- oder Bauchlage)

Ausgangsstellung (☞ A):

- Sicherer Sitz auf vorderer Stuhlhälfte
- Beine hüftbreit, Knie gebeugt
- Füße unter den Knien fest auf dem Boden
- Wirbelsäule entspannt, aktiv aufgerichtet
- Hände stützen seitlich auf der Sitzfläche
- Atmung ruhig und entspannt in den Bauch

Zur Erfolgsstellung – Durchführung (☞ B, C):

- nach einer kurzen Einatmung mit der Ausatmung auf "fff" den Oberkörper nach links drehen,
- Kopf dreht in die gleiche Richtung mit
- der linke Unterarm liegt auf der Stuhllehne auf,
- die rechte Hand kann die Rotationsbewegung durch Zug an der Sitzfläche oder Stuhllehen verstärken
- in dieser Erfolgsstellung 3-5 ruhige Atemzüge lang bleiben
- anschließend langsam zurück in die Ausgangsstellung

Ruhestellung: wie Ausgangsstellung (☞ D):

- Hände wieder seitlich auf Sitzfläche
- Die Wirbelsäule entspannt, aufrecht oder
- entspannt, angelehnt auf Stuhl sitzen
- Nachatmen: 10 ruhige Atemzüge in den Bauch
- Übung zu beiden Seiten 1 bis 3 mal wiederholen

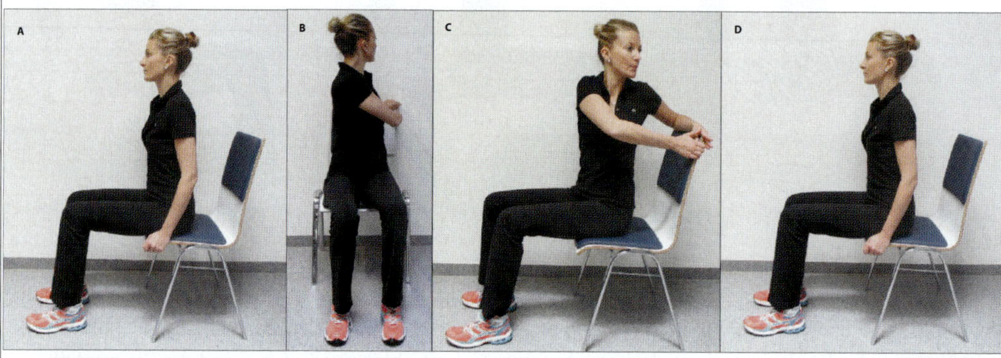

Ziele:

- Mobilisation der Wirbelsäule im Sinne der Rotation und Kräftigung und Dehnung der Rumpfmuskulatur und des Zwerchfells

7. "Yogi" – Abwandlung Sitzposition (ursprünglich: Fersensitz)		
Ausgangsstellung (☞ A): • Sicherer Sitz auf der vorderen Stuhlhälfte • Beine hüftbreit, Knie gebeugt • Füße unter den Knien fest auf dem Boden • Wirbelsäule entspannt, aktiv aufgerichtet • Hände stützen seitlich auf der Sitzfläche • Atmung ruhig und entspannt in den Bauch	*Zur Erfolgsstellung – Durchführung* (☞ B): • das linke Bein über das rechte Bein schlagen • der rechte Arm liegt über dem linken Oberschenkel und zieht den Oberkörper mit der nächsten Ausatmung auf "fff" in die Drehung nach links • der linke Arm wird auf der Stuhllehne abgelegt • Wirbelsäule dabei aktiv aufrichten • beide Sitzhöcker werden gleichmäßig belastet • in dieser Erfolgsstellung 3-5 ruhige Atemzüge lang bleiben	*Ruhestellung: wie Ausgangsstellung*(☞ C): • Anschließend langsam in die Ruhestellung • Hände stützen wieder seitlich auf Sitzfläche • Die Wirbelsäule ist entspannt aber aufrecht oder • entspannt, angelehnt auf dem Stuhl sitzen • Nachatmen: 10 ruhige Atemzüge in den Bauch • Übung zu beiden Seiten 1 bis 3 mal wiederholen

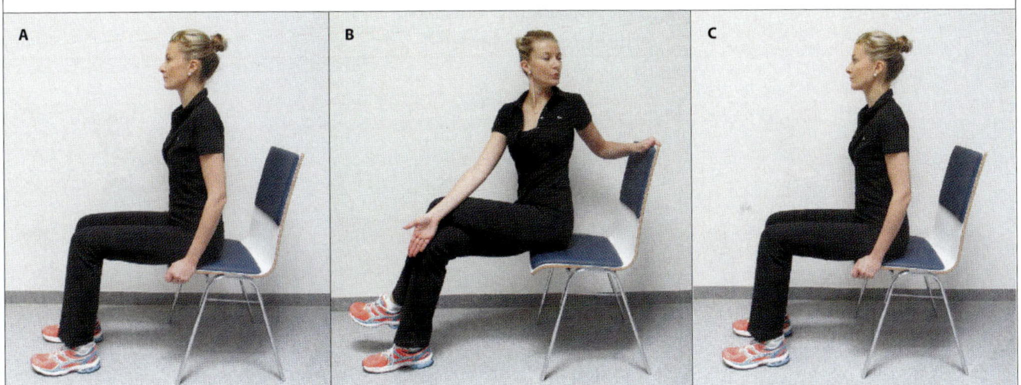

Ziele:

- Mobilisation der Wirbelsäule im Sinne der Rotation, Dehnung der schrägen Bauchmuskulatur und des großen Brustmuskels
- Kräftigung des Zwerchfells

8. "Giraffe" – Abwandlung Sitzposition (ursprünglich: Kniestand)		
Ausgangsstellung (☞ A): • Sicherer Sitz auf vorderem Stuhldrittel • Beine hüftbreit, Knie gebeugt • Füße unter den Knien fest auf dem Boden • Wirbelsäule entspannt, aktiv aufgerichtet • Hände stützen seitlich auf hinterer Sitzfläche • Atmung ruhig und entspannt in den Bauch	*Zur Erfolgsstellung – Durchführung* (☞ B): • mit der linken Hand die rechte hintere Sitzfläche greifen und das Gewicht auf die linke Hand nach hinten verlagern • nach einer kurzen Einatmung mit der Ausatmung auf "fff" die Wirbelsäule aktiv aufrichten • den rechten Arm gestreckt über den Kopf zur Gegenseite führen • dabei folgt der Rumpf der Armbewegung und dreht leicht zur Gegenseite • in dieser Erfolgsstellung 3-5 ruhige Atemzüge lang bleiben • *Vorsicht:* leichte Vorlasterhöhung des Herzens	*Ruhestellung:* *wie Ausgangsstellung* (☞ C): • Anschließend langsam in die Ruhestellung • Hände stützen wieder seitlich auf Sitzfläche • Die Wirbelsäule ist entspannt aber aufrecht oder • entspannt, angelehnt auf dem Stuhl sitzen • Nachatmen: 10 ruhige Atemzüge in den Bauch • Übung zu beiden Seiten 1 bis 3 mal wiederholen

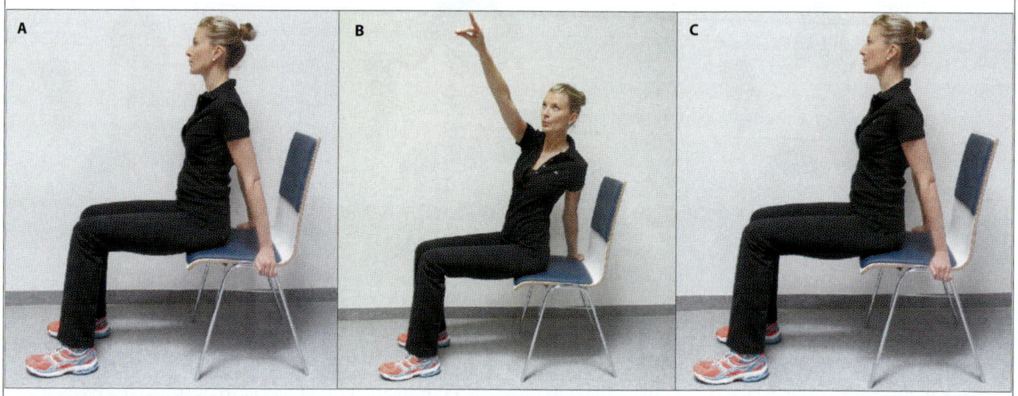

Ziele:
• Mobilisation der Wirbelsäule im Sinne der Rotation, Seitneige und Streckung, Dehnung der Rumpf- und Schultermuskulatur • Kräftigung der Rückenstreckmuskulatur, der Armmuskulatur und des Zwerchfells

9. "Vögelchen" – Abwandlung Sitzposition (ursprünglich: Bauchlage)		
Ausgangsstellung (☞ A): • Sicherer Sitz auf vorderem Stuhldrittel, Wirbelsäule ist aufgerichtet • Beine hüftbreit • Knie gebeugt und Füße unter dem Stuhl • Zehen fest auf dem Boden • Wirbelsäule aktiv aufgerichtet • Hände stützen seitlich auf hinterer Sitzfläche • Atmung ruhig und entspannt in den Bauch	*Zur Erfolgsstellung – Durchführung* (☞ B): • nach einer kurzen Einatmung mit einer Ausatmung auf "fff" • rechten Arm weit nach oben strecken • dabei das Brustbein nach vorne schieben • die andere Hand hält sich am Stuhl fest • in dieser Erfolgsstellung 3-5 ruhige Atemzüge lang bleiben • anschließend zurück in die Ausgangsstellung	*Ruhestellung: wie Ausgangsstellung* (☞ C): • Hände stützen wieder seitlich auf Sitzfläche • Die Wirbelsäule ist entspannt aber aufrecht oder • entspannt, angelehnt auf dem Stuhl sitzen • Nachatmen: 10 ruhige Atemzüge in den Bauch • Übung zu beiden Seiten 1 bis 3 mal wiederholen

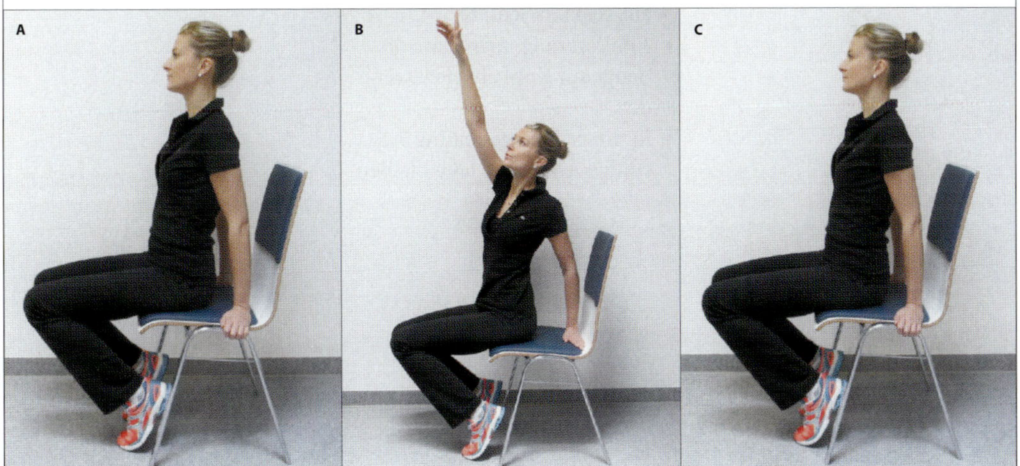

Ziele:
• Mobilisation der Wirbelsäule im Sinne der Streckung und Seitneige • Dehnung der vorderen und seitlichen Rumpfmuskulatur und der Schultermuskeln • Kräftigung der hinteren Schulter- und Rückenmuskulatur

10. "Mondsichel-Sitz" – Abwandlung (ursprünglich: aus der Rückenlage)		
Ausgangsstellung (☞ A): • Sicherer Sitz auf vorderem Stuhldrittel • Beine hüftbreit • Füße unter den Knien fest auf den Boden stellen • Wirbelsäule aktiv aufgerichtet • Hände stützen seitlich auf hinterer Sitzfläche • Atmung ruhig und entspannt in den Bauch	*Zur Erfolgsstellung – Durchführung* (☞ B): • die rechte Hand stütz sich gut auf der rechten Stuhlseite ab • beide Beine etwas nach rechts zur Seite stellen, • dabei schauen Knie und Füße weiter nach vorne. • Nach einer kurzen Einatmung mit der Ausatmung auf "fff"- • ziehen der linke Arm gestreckt über den Kopf nach rechts • dabei wird der Rumpf mit nach rechts zur Seite geneigt • auch das rechte Ohr neigt sich zur rechten Schulter • *Erleichterung:* Arm kann gebeugt auf Kopf abgelegt werden • in dieser Erfolgsstellung 3-5 ruhige Atemzüge lang bleiben	*Ruhestellung: wie Ausgangsstellung* (☞ C): • Dann langsam zurück in die Ausgangsstellung • Hände wieder seitlich auf Sitzfläche • Die Wirbelsäule entspannt, aufrecht oder • entspannt, angelehnt auf Stuhl sitzen • Nachatmen: 10 ruhige Atemzüge in den Bauch • Übung zu beiden Seiten 1 bis 3 mal wiederholen

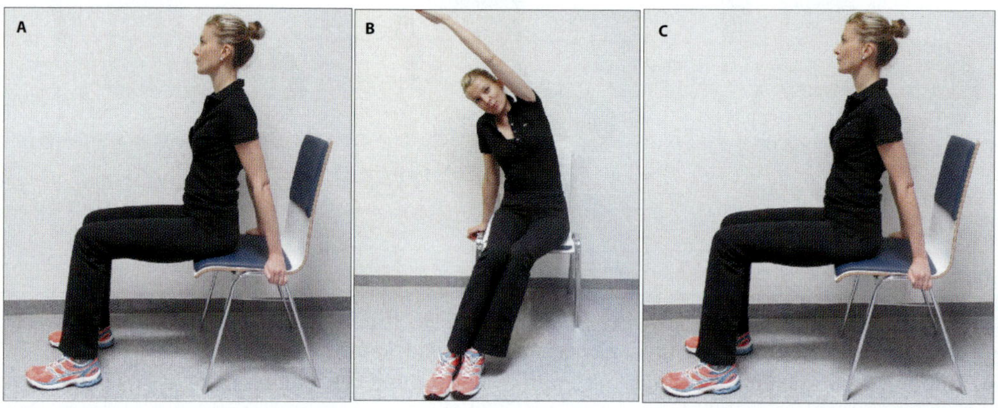

Ziele:

- Mobilisation der Wirbelsäule im Sinne der Seitenneige
- Dehnung der seitlichen Rumpfmuskulatur
- Kräftigung von Zwerchfell, Arm und seitlicher Rumpfmuskulatur

Übungen zur Verbesserung von Kraft und Ausdauer alltagsrelevanter Muskulatur

4. Übungen zur Verbesserung von Kraft und Ausdauer alltagsrelevanter Muskulatur

Übersichtsseite für Physiotherapeuten

4.0. Funktionelle Probleme alltagsrelevanter Skelettmuskulatur

- Durch Diffusionsstörung und Herzinsuffizienz verursachte Inaktivität mit Minderung der körperlichen Leistungsfähigkeit bei Menschen mit P(A)H:
  - reduzierter Muskelquerschnitt mit Minderung von Kraft
  - verminderter Muskelmetabolismus mit reduzierter Muskelausdauer
  - verminderte intra- und intermuskulärer Koordination
- Minderung gesundheitsbezogener Lebensqualität durch vorzeitige Muskelermüdung und allgemeine Erschöpfung
- Pressatmung als Kompensation von Kraftdefizit der Rumpfmuskulatur

Physiotherapeutische Ziele

- Verbesserung des Trainingszustandes alltagsrelevanter Muskulatur unter Berücksichtigung der Rechtsherzinsuffizienz
- Verbesserung der muskulären Leistungsfähigkeit
- Minderung der Muskelermüdung
- Herzentlastung durch Vermeidung von Pressatmung bei Aktivitäten des täglichen Lebens
- Verbesserung gesundheitsbezogener Lebensqualität

Angenommene Wirkmechanismen

Steigerung der muskulären Leistungsfähigeit durch Trainingseffekte mit

- Verbesserung lokaler muskulärer Sauerstoffversorgung durch Kapillarisierung
- Reduktion metabolischer Azidose durch effektivere Muskelfunktion mit Abnahme der kompensatorischen Hyperventilation
- Verbesserung intra- und intermuskulärer Koordination

Physiotherapeutische Maßnahmen:

4.1.1. Auswahl leichter Übungen zur Kräftigung der Bauchmuskulatur
4.1.1.1. Gerades Bauchpendel
4.1.1.2. Schräges Bauchpendel
4.1.2. Auswahl leichter Übungen zur Kräftigung der Schultergürtelmuskulatur
4.1.2.1. Wandliegestütz im Sitz
4.1.2.2. Wandliegestütz im Stand
4.1.3. Auswahl leichter Übungen zur Kräftigung der vorderen Oberschenkelmuskulatur
4.1.3.1. Leichte Kniestreckübung im Sitz
4.1.3.2. Leichte Kniebeugen ("Squats") am Stuhl
4.1.3.3. Stufensteigen vorwärts und rückwärts (☞ Abb. 4.27)
4.1.3.4. Treppenknicks (lokale Muskelbelastung, einbeinig, ☞ Abb. 4.28)
4.1.3.5. Ausfallschritt (☞ Ausfallschritt mit Stöcken, Kap. 5.1.2.3.)
4.1.4. Auswahl leichter Übungen zur Kräftigung der Wadenmuskulatur
4.1.4.1. Zehenstand an der Wand (☞ Zehenstand mit Stöcken, Kap. 5.1.2.4. + 5.1.2.5.)

siehe auch 5. Übungsprogramm mit Nordic Walking Stöcken

4.1. Maßvolles Training alltagsrelevanter Skelettmuskulatur

Die Skelettmuskulatur benötigt für ihre Arbeitsleistung Sauerstoff und steht damit in einer engen Wechselbeziehung zur Atmung.

Mit Hilfe der Übungen zur Kräftigung der Muskulatur wird das Ziel verfolgt, den Muskelquerschnitt zu erhalten bzw. zu vergrößern, um Tätigkeiten des Alltags sicher ausführen zu können. Parallel wird damit das Ziel verfolgt, die gesundheitsbezogene Lebensqualität zu steigern.

Darüber hinaus erfolgt durch ein gezieltes und schonendes Training einzelner Muskelgruppen eine Verbesserung der muskulären Kapillar- und Sauerstoffversorgung sowie der inter- und intramuskulären Koordination.

Tipps
• Ausschließlich maßvolles Training - dabei hohe Selbstverantwortung tragen - eigene Leistungsgrenze richtig einschätzen (dazu gehört die Beachtung von Borgskalen und Pulsoximetrie, eines stabilen Krankheitsverlaufes, eine optimale medikamentöse Therapie) • Bei den Übungen immer zuerst mentales Training der geplanten Bewegung durchführen • Zur Pressvermeidung die Muskelarbeit und Anstrengung immer mit der Ausatmung verbinden • Kopftiefe Körperstellungen vermeiden • Auf korrekte Ausführung achten • Zuerst den Umfang der Übungseinheiten steigern, später erst die Intensität

4.1.1. Auswahl leichter Übungen zur Kräftigung der Bauchmuskulatur

Als Bauchmuskulatur werden die Skelettmuskeln der vorderen und seitlichen Rumpfwand bezeichnet. Hierbei unterscheidet man zwischen der geraden und der schrägen Bauchmuskulatur. Im Folgenden werden Übungen für die gerade und die schräge Bauchmuskulatur vorgestellt.

Die Bauchmuskeln bewegen und stabilisieren den Rumpf zwischen Brustkorb und Becken. Sie gehören zur Ausatemmuskulatur und werden bei forcierter Ausatmung, z.B. bei Pressatmung, Husten und Anstrengung, eingesetzt.

4.1.1.1. Übungen für die gerade Bauchmuskulatur: gerades Bauchpendel

☞ Übung siehe folgende Seite

Die gerade Bauchmuskulatur (☞ Abb. 4.1) ist für die Beugung des Oberkörpers nach vorne aus der Rückenlage oder einer angelehnten Sitzhaltung verantwortlich. Zusätzlich kontrollieren die Bauchmuskeln das Anheben der Beine aus der Rückenlage oder dem Sitz. Ist die gerade Bauchmuskulatur zu schwach, neigt man beim Vorbeugen aus der Rückenlage oder aus dem angelehnten Sitz zur Pressatmung. Dies gilt es durch Kräftigung der Bauchmuskulatur zu vermeiden.

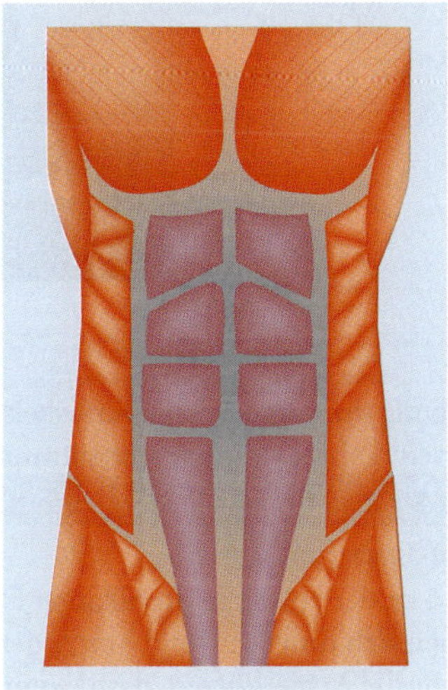

Abb. 4.1: Gerade Bauchmuskulatur (violett hervorgehoben).

Übung: Gerades Bauchpendel

Ausgangsstellung und Ruhestellung (A):
- Aufrecht sitzend auf der mittleren Stuhlfläche
- Abstand zur Lehne ca. 10-20 cm
- Oberschenkel liegen auf dem Stuhl auf
- Hände befinden sich stützend neben dem Becken
- Die Knie befinden sich in einer 90°-Beugung

Durchführung (B):
- Exzentrische und konzentrische Muskelarbeit
  - nach einer kurzen Einatmung mit der Ausatmung in zwei Sekunden den Oberkörper nach hinten bis zur Lehne neigen, kurz verweilen und ruhig weiteratmen
  - nach einer kurzen Einatmung mit der Ausatmung den Oberkörper wieder in zwei Sekunden nach vorne bewegen und in die Ausgangsstellung kommen
- Übung optimalerweise 5 Mal wiederholen

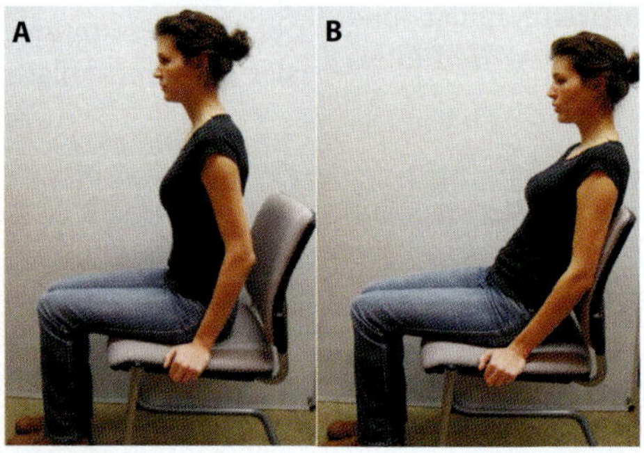

Ziel:
- Kräftigung des geraden Bauchmuskels (M. rectus abdominis) um mit Muskelkraft das Aufstehen aus einem Lehnstuhl ohne Pressatmung zu bewältigen

Steigern Sie die Übung für die gerade Bauchmuskulatur indem Sie die Ausgangsstellung verändern:

Intensitätssteigerung 1 (C):
- Sitzend an der vorderen Stuhlkante; Hände befinden sich unterstützend hinter dem Becken (je mehr die Arme stützen, desto weniger arbeitet die Bauch- und Hüftbeugemuskulatur)

Intensitätssteigerung 2 (D):
- Sitzend an der vorderen Stuhlkante; Hände neben dem Becken; wenig Unterstützung durch die Arme

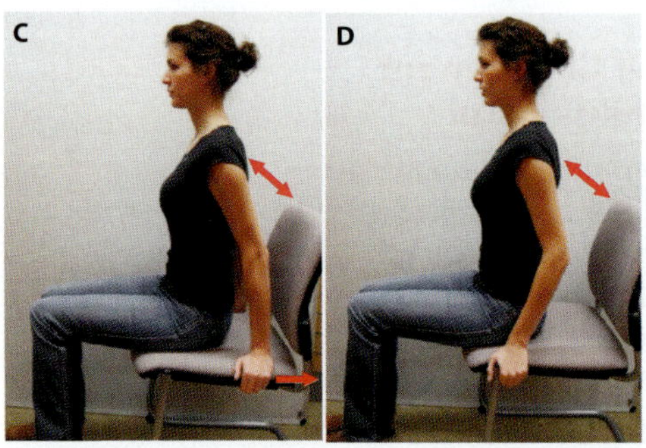

4.1.1.2. Übungen für die schräge Bauchmuskulatur: schräges Bauchpendel

☞ Übung siehe folgende Seite

Die schräge Bauchmuskulatur (☞ Abb. 4.2) ist für die Seitneigung und Drehung des Brustkorbs gegen das Becken verantwortlich. Sie dient als Korsettmuskulatur und trägt damit zur Stabilität des Rumpfes bei. Zudem unterstützt sie die forcierte Ausatmung, beispielsweise beim Husten oder Pressen.

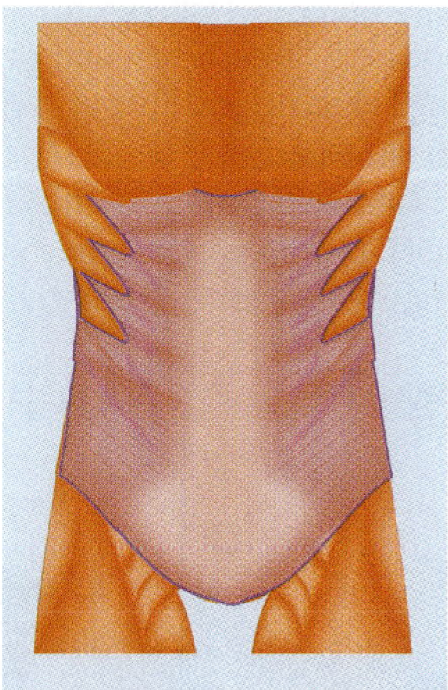

Abb. 4.2: Schräge Bauchmuskulatur (violett hervorgehoben). Die schrägen Bauchmuskeln münden in einer festen Sehnenplatte, der sog. Aponeurose. Diese Aponeurose verdeckt den geraden Bauchmuskel (M. rectus abdominis).

Übung: Schräges Bauchpendel	
Ausgangsstellung und Ruhestellung (A): • Aufrecht sitzend auf der mittleren Stuhlfläche • Abstand zur Lehne ca. 10-20 cm • Oberschenkel liegen auf dem Stuhl auf • Hände befinden sich stützend neben dem Becken • Knie befinden sich in einer 90°-Beugung • Füße stehen fest unten den Knien am Boden	*Durchführung:* • Nach einer kurzen Einatmung mit der Ausatmung in zwei Sekunden den Oberkörper nach rechts drehen und gleichzeitig in Richtung Lehne neigen, kurz verweilen und ruhig weiteratmen (B) • Nach einer kurzen Einatmung mit der Ausatmung den Oberkörper wieder nach vorne in die Ausgangsstellung bringen und ruhig weiteratmen (A) • Kurz Pausieren. Nach einer kurzen Einatmung mit der Ausatmung den Oberkörper auf die andere Seite nach links drehen und gleichzeitig in Richtung Lehne neigen, kurz verweilen und ruhig weiteratmen (C) • Nach der nächsten Einatmung mit der Ausatmung den Oberkörper wieder nach vorne in die Ausgangsstellung bringen und ruhig weiteratmen (A) • Übung optimalerweise 5 Mal wiederholen

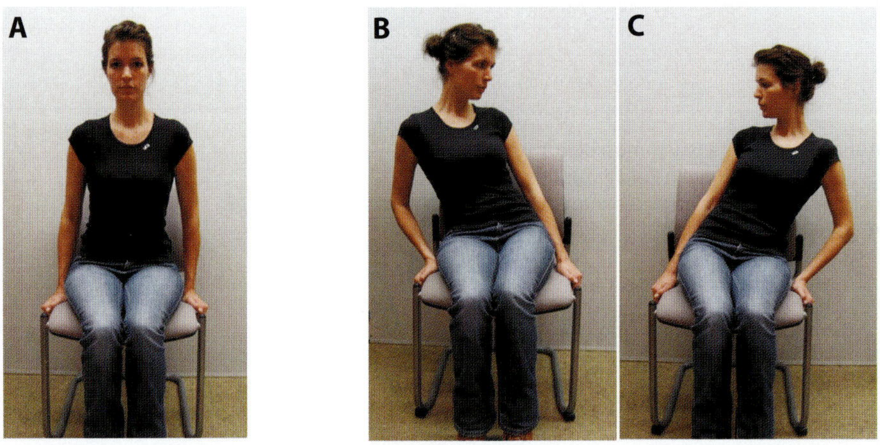

Ziel:
• Kräftigung der schrägen Bauchmuskulatur (M. obliquus externus abdominis, M. obliquus internus abdominis, M. transversus abdominis) um mit Muskelkraft Aktivitäten des Alltags ohne Pressatmung zu bewältigen

4.1.2. Auswahl leichter Übungen zur Kräftigung der Schultergürtelmuskulatur

☞ Übung siehe folgende Seite

Die Muskulatur des Brustkorbes und des Schultergürtels untergliedert sich in eine vordere und eine hintere Muskelgruppe (☞ Abb. 4.3). Die Funktionen sind vielfältig: sie bewegen den Oberarm und den Schultergürtel; bei abgestützten Armen heben sie in ihrer Funktion als Atemhilfsmuskulatur die Rippen und unterstützen so die Einatmung bei Atemnot.

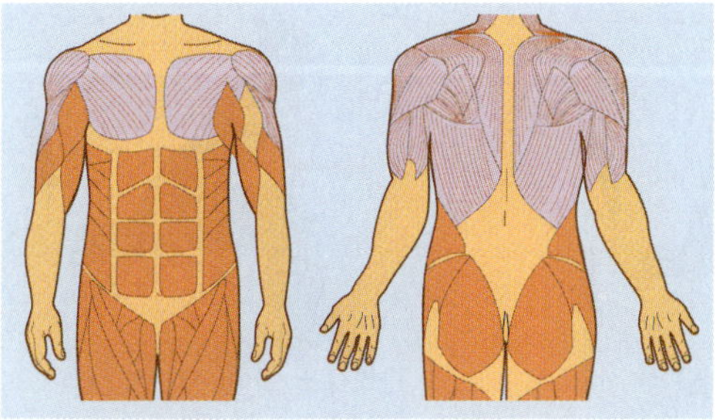

Abb. 4.3: Muskulatur des Brustkorbes (links) und des Schultergürtels (rechts; jeweils violett hervorgehoben).

4.1.2.1. Wandliegestütz im Sitz

Ausgangsstellung:	*Durchführung:*
• Aufrechter und sicherer Sitz auf vorderem Stuhldrittel vor der Wand (A) • Beine weit auseinander gestellt, Füße unterhalb der Knie und dabei die Knie ca. 1 Handlänge von der Wand entfernt (A) • Hände schulterhoch und schulterbreit an die Wand legen (B)	• Nach einer kurzen Einatmung mit der Ausatmung den Oberkörper in zwei Sekunden zur Wand bewegen und ruhig weiteratmen (C) • Nach einer kurzen Einatmung mit der Ausatmung schrittweise zurück in die Ausgangsstellung kommen • Übung optimalerweise 5 Mal wiederholen • Steigerung: 3 Sätze à 5 Wiederholungen mit Zwischenpausen

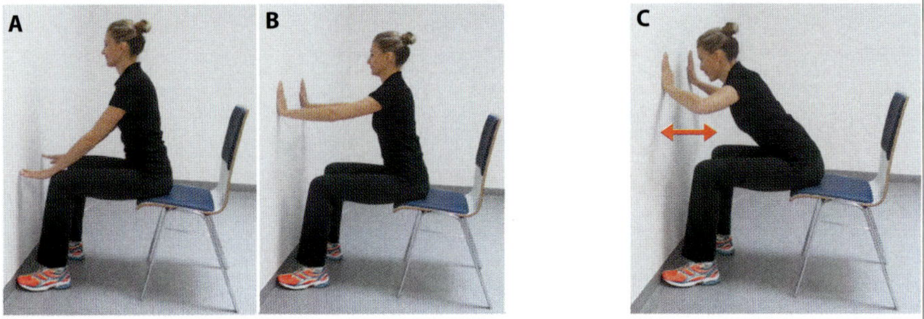

Ziel:

- Kräftigung der Atempump- und Schulter-/Armmuskulatur (M. pectoralis major, M. serratus anteriors, M. deltoideus, hinterer Anteil, M. triceps brachii, bei tiefgestellten Armen auch M. latissimus dorsi) zur Verbesserung der Atmung bei Atemnot und zur sicheren Durchführung von Alltagsaktivitäten, die mit einem Aufstützen der Arme einhergehen

Ruhestellung zur Erholung zwischen und nach der Übung (D):

- Nach einer kurzen Einatmung mit der Ausatmung die Unterarme an der Wand verschränken und Kopf ablegen. Ruhig durch die Nase in den Bauch atmen

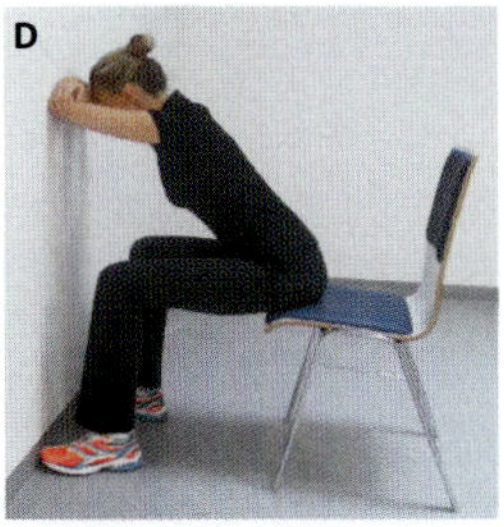

4.1.2.2. Wandliegestütz im Stand (Steigerung der Übung Wandliegestütz im Sitz)

Ausgangsstellung und Ruhestellung:

- Sicherer, etwas breitbeiniger Stand, 2-3 Fußlängen von der Wand entfernt (je größer der Abstand von der Wand, desto schwieriger die Übung) (A_{1-3})
- Hände schulterhoch und schulterbreit an die Wand legen (B)

Durchführung:

- Nach einer kurzen Einatmung mit der Ausatmung in zwei Sekunden den Oberkörper zur Wand bewegen, dabei sollte der Körper in einer Achse eingeordnet bleiben (keine Hüftgelenksbeugung und keine Wirbelsäulenüberstreckung) (C)
- Nach einer kurzen Einatmung mit der Ausatmung den Oberkörper wieder zurück in die Ausgangsstellung kommen (B)
- Übung optimalerweise 5 Mal wiederholen
- Steigerung: 3 Sätze à 5 Wiederholungen mit Zwischenpausen

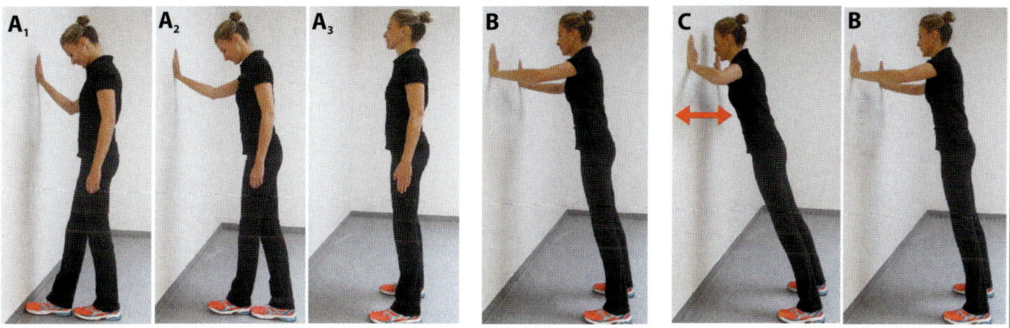

Finden der korrekten Ausgangsstellung — Ausgangsstellung — Durchführung

Ziel:

- Kräftigung der Atempump- und Schulter-/Armmuskulatur (M. pectoralis major, M. serratus anteriors, M. deltoideus, hinterer Anteil, M. triceps brachii, bei tiefgestellten Armen auch M. latissimus dorsi) zur Verbesserung der Atmung bei Atemnot und zur sicheren Durchführung von Alltagsaktivitäten, die mit einem Aufstützen der Arme einhergehen

4.1.3. Auswahl leichter Übungen zur Kräftigung der vorderen Oberschenkelmuskulatur

☞ Übung siehe folgende Seite

Die vordere Oberschenkelmuskulatur (M. quadriceps femoris, ☞ Abb. 4.4) arbeitet beim Gehen, Treppensteigen/-hinuntergehen sowie beim Aufstehen von und Hinsetzen auf einen Stuhl.

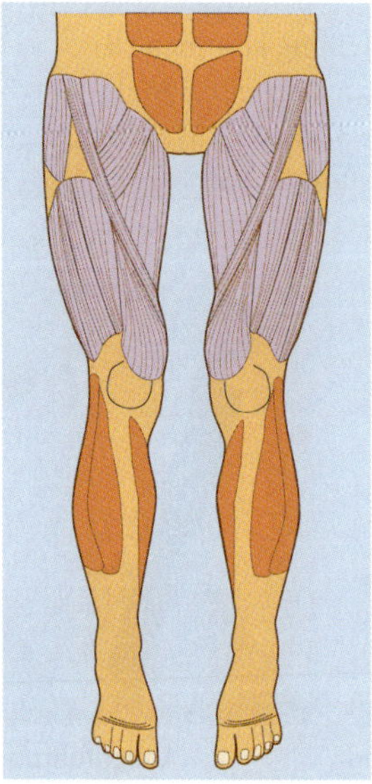

Abb. 4.4: Vordere Oberschenkelmuskulatur (violett hervorgehoben).

4.1.3.1. Leichte Kniestreckübung im Sitz

Ausgangsstellung und Ruhestellung (A):	*Durchführung (B):*
• Aufrecht sitzend in der Mitte der Sitzfläche • Die Hände befinden sich unterstützend parallel zum Becken • Die Beine hüftbreit, die Füße befinden sich unter den Knien • Die Fußspitzen und die Knie sind nach vorne ausgerichtet	• Nach einer kurzen Einatmung mit der Ausatmung in zwei Sekunden rechten Unterschenkel waagrecht heben und die Zehenspitzen Richtung Knie ziehen • Diese Position einen Atemzug lang halten • Nach einer kurzen Einatmung mit der Ausatmung in zwei Sekunden zurück in die Ausgangsstellung kommen • Übung optimalerweise 5 Mal wiederholen • Dann die Seite wechseln • Steigerung: 3 Sätze à 5 Wiederholungen mit Zwischenpausen

A

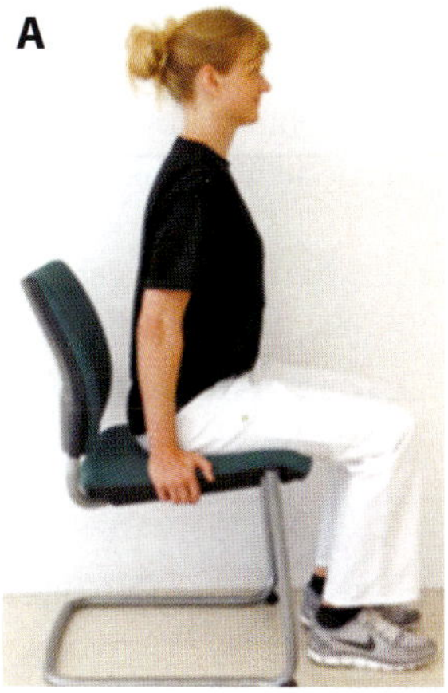

B

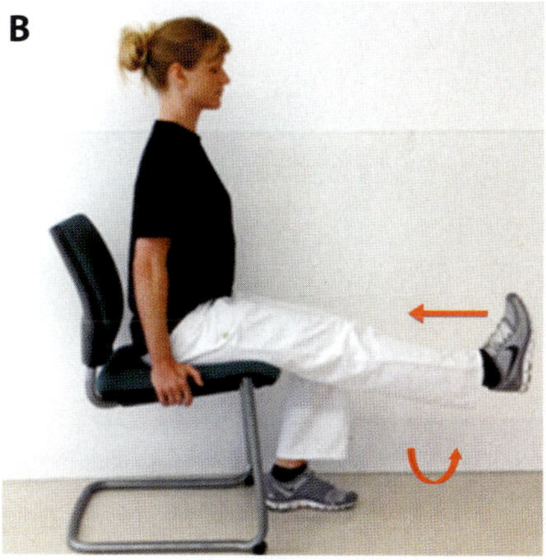

Ziel:

- Kräftigung der vorderen Oberschenkelmuskels (M. quadriceps femoris). Diese Übung zählt nicht zu den funktionellen Übungen. Sie ist für körperlich stark limitierte Patienten geeignet, da der Muskel nur einseitig und nur mit dem Gewicht des Unterschenkels beansprucht wird. Die allgemeine körperliche Beanspruchung ist daher nur minimal.

Tipp:

- Steigern Sie die Übung für die Oberschenkelmuskels (M. quadriceps femoris) indem Sie mehr Wiederholungen pro Bein durchführen oder/und das Bein länger in der Endposition halten und/oder das Beingewicht durch eine Gewichtsmanschette von 1-2 kg erhöhen

4.1.3.2. Leichte Kniebeugen ("Squats") am Stuhl

Ausgangsstellung und Ruhestellung (A):	*Durchführung:*
• Aufrecht sitzend in der Mitte der Sitzfläche • Die Hände befinden sich unterstützend an der Stuhllehne eines vorderen Stuhls • Die Füße befinden sich unter den Knien • Die Fußspitzen und Knie sind nach vorne ausgerichtet	• Nach einer kurzen Einatmung mit der Ausatmung in zwei Sekunden das Gewicht nach vorne auf die Füße verlagern und das Gesäß anheben (B) • Dabei bleibt das Gewicht auf den leicht angewinkelten Knien stabil und das Gesäß bleibt weit nach hinten geschoben • Während dieser Übung sollten Knie- und Hüftgelenke niemals voll gestreckt werden • Nach einer kurzen Einatmung mit der Ausatmung Knie und Hüftgelenk in zwei Sekunden wieder vermehrt in Streckung bringen und in zwei Sekunden vermehrt beugen, jedoch nicht bis zum Sitz weiterführen (C) • Die Höhendifferenz beträgt ca. 10-20 cm. Das Gesäß bleibt während der Übung nach hinten geschoben. • Während einer Ausatmung ca. 2-3 Mal hoch und runter gehen ohne sich auf den Stuhl zu setzen, wieder in die Ausgangsstellung zurückkommen und ausruhen (A) • Je stärker die Beugung, desto höher die Kraftbeanspruchung • Übung optimalerweise 5 Mal wiederholen • Steigerung: 3 Sätze à 5 Wiederholungen mit Zwischenpausen

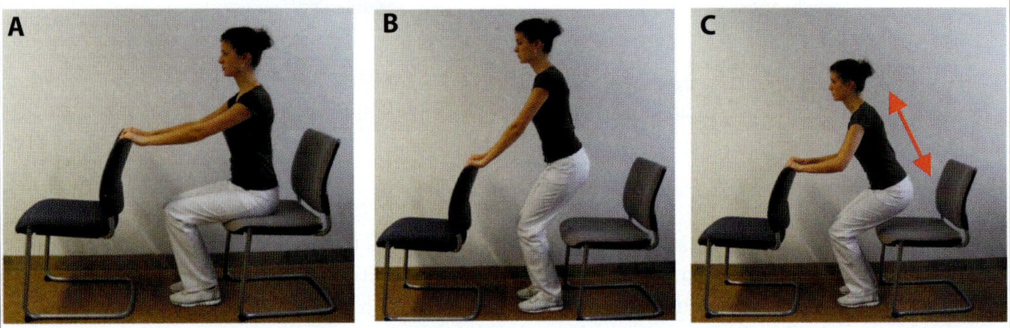

Ziel:

- Funktionelle Kräftigung der Oberschenkelmuskulatur (M. quadriceps femoris). Dadurch wird das Aufstehen aus dem Sitz in den Stand sowie das Treppensteigen verbessert. Wichtig: Dies sollte unter Vermeidung von Pressatmung erfolgen

Variante:

- Für eine geringere Kraftbeanspruchung starten Sie diese Übung aus dem Stand und führen eine geringere Kniebeugung durch

4.1.3.3. Stufensteigen vorwärts und rückwärts

Übung: Stufensteigen vorwärts

Ausgangsstellung und Ruhestellung (A):	*Durchführung (B_{1-3}):*
• Sicherer, breitbeiniger und aufrechter Stand vor der Treppe • Eine Hand am Geländer	• Nach einer kurzen Einatmung mit der Ausatmung erst den rechten, dann den linken Fuß auf die erste Stufe stellen • Ruhig weiteratmen und einen Moment pausieren • Mit der nächsten Ausatmung in zwei Sekunden in die Ausgangsstellung zurückkehren • Übung optimalerweise 5 Mal wiederholen, dann die Übung mit dem linken Fuß beginnen • Steigerung: 3 Sätze à 5 Wiederholungen mit Zwischenpausen

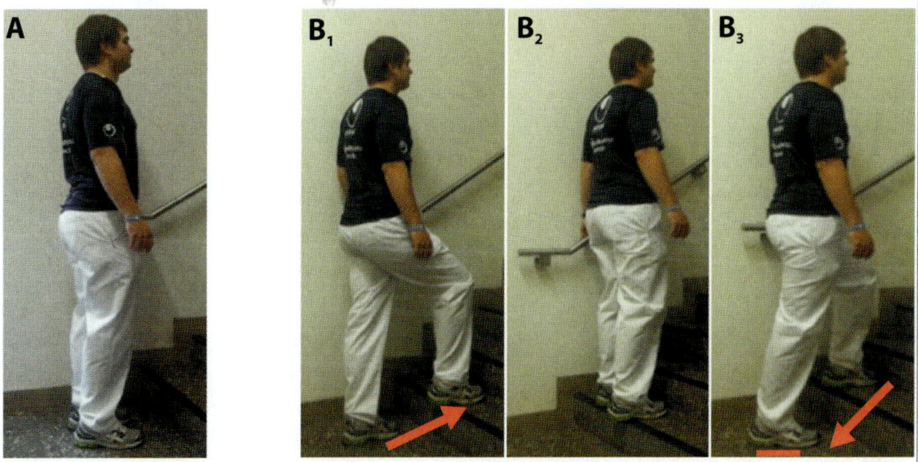

Ziel:

- Kon- und exzentrische Kräftigung des M. quadriceps femoris und der Glutealmuskulatur gegen den Widerstand des eigenen Körpergewichts
- Diese Übung dient der Vorbereitung zum Treppensteigen (☞ Kap. 7.1.5.2.)

Übung: Stufensteigen rückwärts	
Ausgangsstellung und Ruhestellung (A): • Sicherer, breitbeiniger und aufrechter Stand mit dem Rücken zur Treppe • Eine Hand am Geländer	*Durchführung:* • Nach einer kurzen Einatmung mit der Ausatmung erst den rechten und dann den linken Fuß auf die obere Treppenstufe stellen (B) • Ruhig weiteratmen und einen Moment pausieren (C) • Mit der nächsten Ausatmung in zwei Sekunden in die Ausgangsstellung zurückkehren (D u. E) • Übung optimalerweise 5 Mal wiederholen • Dann die Übung mit dem linken Bein beginnen • Steigerung: 3 Sätze à 5 Wiederholungen mit Zwischenpausen

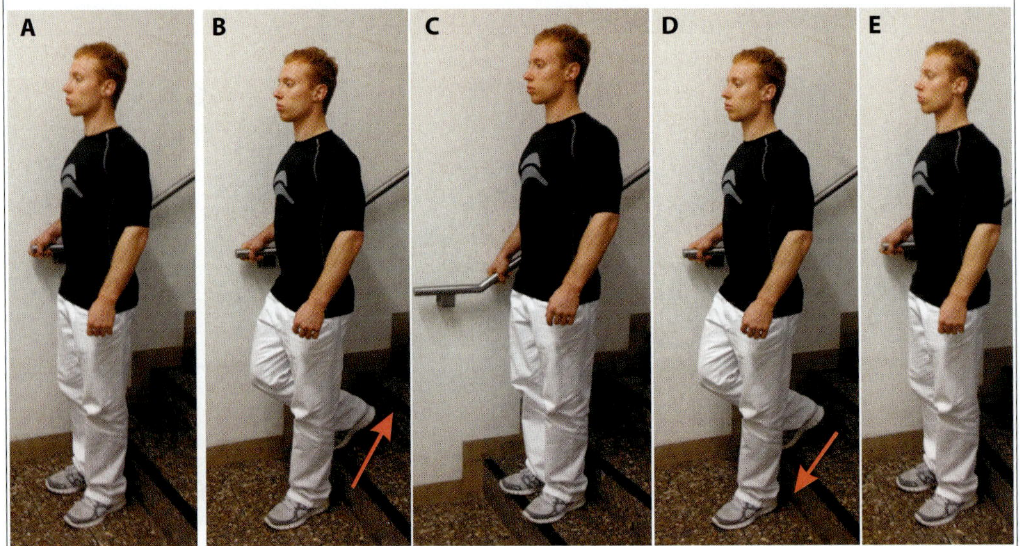

Ausgangsstellung Übung

Ziel:

- Kon- und exzentrische Kräftigung des M. quadriceps femoris und der Glutealmuskulatur gegen den Widerstand des eigenen Körpergewichts.
- Diese Übung dient der Vorbereitung zum Treppensteigen (☞ Kap. 7.1.5.2.)

4.1.3.4. Treppenknicks rückwärts und vorwärts

Übung: Der Treppenknicks rückwärts	
Ausgangsstellung und Ruhestellung (A): • Sicherer, breitbeiniger und aufrechter Stand vor der Treppe • Rechter Fuß steht auf der ersten Treppenstufe • Eine Hand am Geländer	*Durchführung (B):* • Nach einer kurzen Einatmung mit der Ausatmung in zwei Sekunden das Körpergewicht auf das rechte Bein verlagern und Hüfte und Knie strecken • Beim Strecken des rechten Kniegelenks löst sich das linke Bein vom Boden • Die Streckung einen Moment halten und dann in zwei Sekunden das linke Bein wieder auf den Boden absetzen (C) und in die Ausgangsstellung zurückkommen • Übung optimalerweise 5 Mal wiederholen • Im Anschluss die Übung mit dem linken Fuß durchführen • Steigerung: 3 Sätze à 5 Wiederholungen mit Zwischenpausen
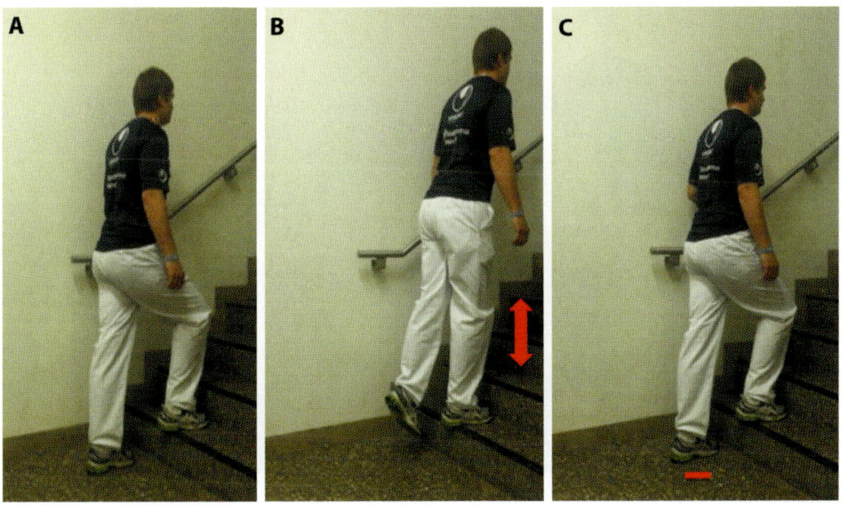	
Ziel:	
• Kon- und exzentrische Kräftigung des M. quadriceps femoris und der Glutealmuskulatur gegen den Widerstand des eigenen Körpergewichts	

Übung: Der Treppenknicks vorwärts

Ausgangsstellung und Ruhestellung (A):

- Sicherer, etwas breitbeiniger und aufrechter Stand auf der ersten Treppenstufe mit dem Rücken zur Treppe
- Eine Hand am Geländer

Durchführung (B):

- Nach einer kurzen Einatmung mit der Ausatmung in zwei Sekunden das Körpergewicht auf das linke Bein verlagern und Knie leicht beugen. Mit den rechten Zehenspitzen den Boden unterhalb der Stufe antippen und das linke Bein wieder strecken
- Übung optimalerweise 5 Mal wiederholen
- In die Ausgangsstellung zurückkehren
- Im Anschluss die Übung mit dem rechten Bein als Übungsbein durchführen und Übung optimalerweise 5 Mal wiederholen
- Steigerung: 3 Sätze à 5 Wiederholungen mit Zwischenpausen

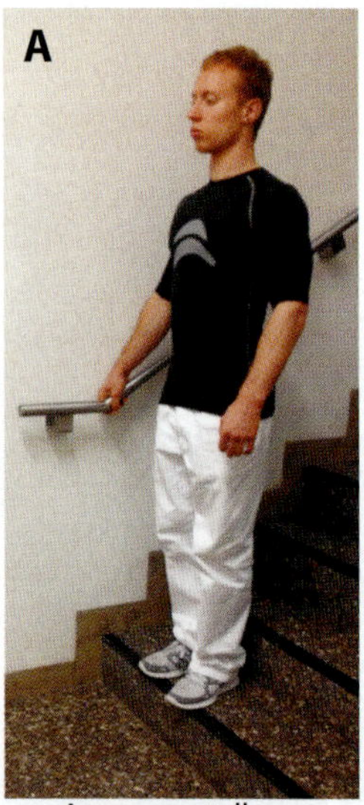

Ausgangsstellung

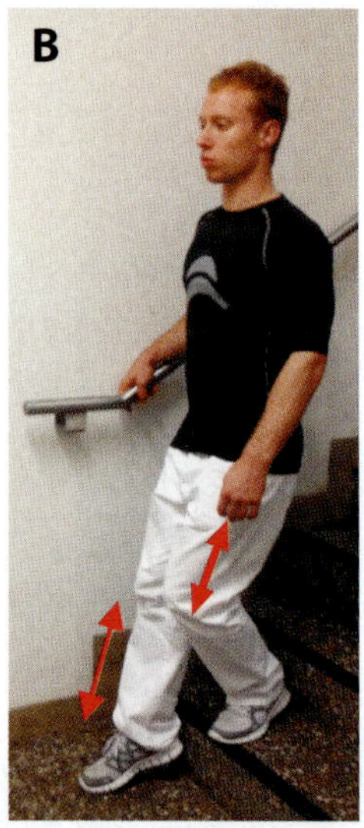

Ziel:

- Ex- und konzentrische Kräftigung des M. quadriceps femoris und Verbesserung der Koordination und des Gleichgewichts

4.1.3.5. Ausfallschritt

Ausgangsstellung und Ruhestellung (A):	*Durchführung (B):*
• Schrittstellung neben dem Stuhl • Der Oberkörper ist aufrecht • Sicherung der Stellung durch eine Hand am Stuhl • Das gegenüberliegende Bein steht ein bis zwei Fußlängen vorne und die Hand liegt seitlich auf dem Oberschenkel • *Vorsicht:* die Stuhllehne eignet sich nicht zum kräftigen Abstützen: Kippgefahr! • Tipp: Wählen Sie zunächst die Stellung, in der das kräftigere Bein nach vorne ausgestellt ist	• Nach einer kurzen Einatmung mit der Ausatmung das Körpergewicht auf das vordere Bein verlagern und das Bein leicht beugen, dabei bleibt das hintere Bein eher gestreckt • Dann das vordere Bein in zwei Sekunden strecken und wieder in die Ausgangsstellung zurückkommen • Übung optimalerweise 5 Mal wiederholen • Dann die Beinstellung wechseln und das hintere Bein nach vorne ausstellen • Steigerung: 3 Sätze à 5 Wiederholungen mit Zwischenpausen

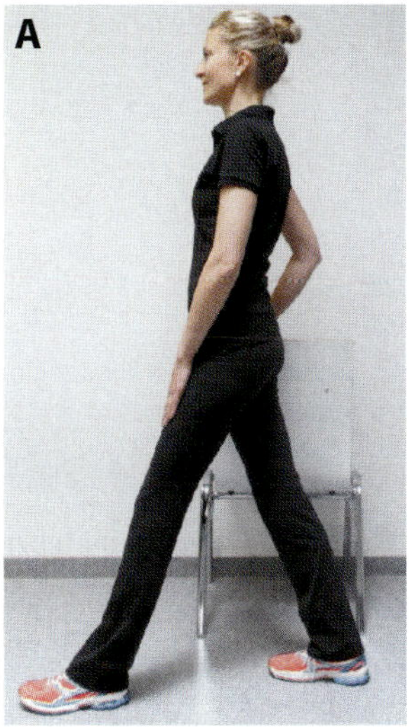

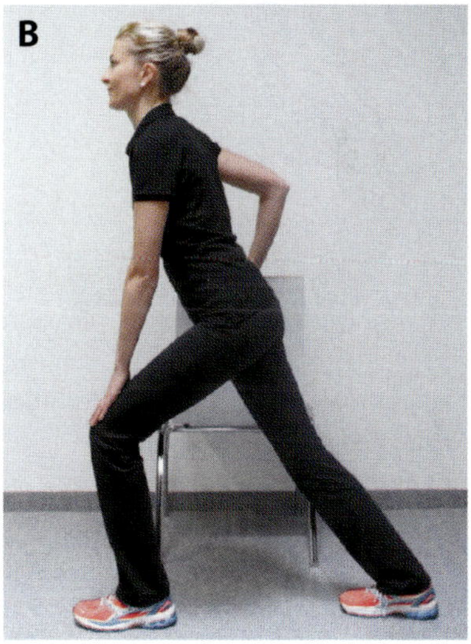

Ziel:

- Kräftigung der vorderen Oberschenkelmuskels (M. quadriceps femoris) und der Glutealmuskulatur (M. gluteus maximus, - medius, - minimus). Verbesserung der Koordination und des Gleichgewichts beim Gehen und Treppensteigen. Diese Übung dient als Vorübung zum schonenden Aufheben von Gegenständen (☞ Kap. 7.1.2.)

Variante:

- Steigern Sie die Intensität für die Oberschenkelmuskulatur. Je tiefer die Kniebeuge, desto schwieriger und anstrengender die Übung. Die Ausgangsstellung ist die gleiche wie zuvor
- Nach einer kurzen Einatmung mit der Ausatmung in zwei Sekunden den Rumpf etwas nach vorne beugen und das vordere und hintere Bein etwas beugen (je tiefer die Kniebeugung, desto höher die Kraftbeanspruchung)
- Dann das vordere Bein in zwei Sekunden strecken und wieder in die Ausgangsstellung zurückkommen

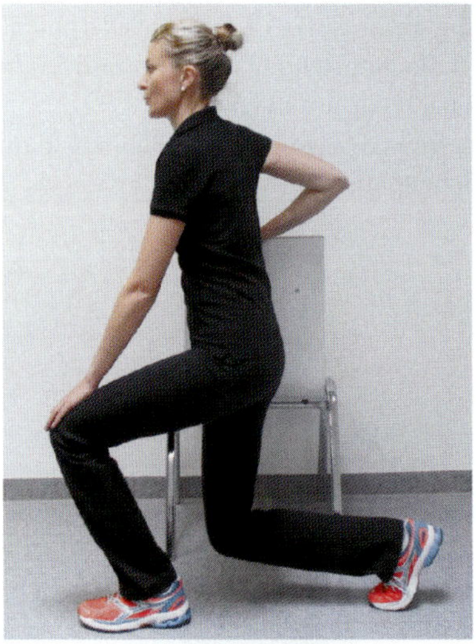

- Übung optimalerweise 5 Mal wiederholen
- Dann die Beinstellung wechseln
- Diese Übung dient als Vorübung zum Halbkniestand (☞ Kap. 7.1.2.) und damit herzschonendem Aufheben von Gegenständen

4.1.4. Auswahl leichter Übungen zur Kräftigung der Wadenmuskulatur

☞ Übung siehe folgende Seite

Die folgenden Übungen dienen der Kräftigung der Wadenmuskulatur (☞ Abb. 4.5). Sie ist besonders für den aufrechten Stand und Gang wichtig. Aktive und kräfige Wadenmuskulatur ist darüber hinaus wichtig für die Gleichgewichtsreaktion und damit zur Fallvermeidung.

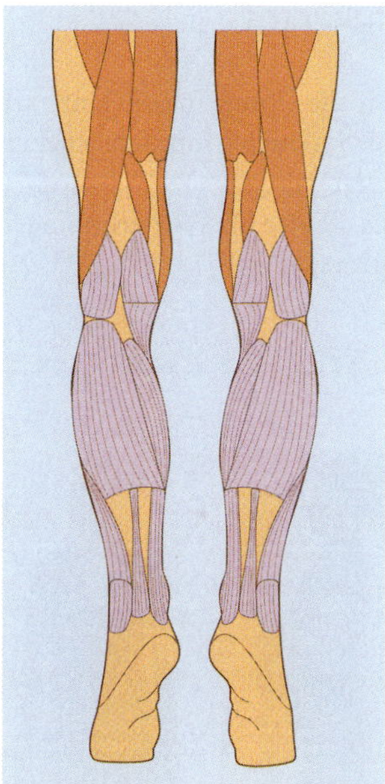

Abb. 4.5: Wadenmuskulatur im Zehenstand (violett hervorgehoben).

4.1.4.1. Zehenstand an der Wand

Ausgangsstellung und Ruhestellung:	*Durchführung (A_2):*
A_1 • Aufrechter und sicherer Stand mit dem Gesicht zur Wand • Die Füße hüftbreit • Die Hände auf Schulterhöhe flach an der Wand liegend B_1 • Aufrechter und sicherer Stand mit dem Rücken zur Wand • Die Füße hüftbreit • Fersen, Gesäß, Schultern und Kopf befinden sich in einer Linie an der Wand • Die Handflächen liegen neben dem Körper an der Wand an • Diese Ausgangsstellung gibt Sicherheit, vermeidet Fehlerquellen und erhöht die Leistungsanforderung der Wadenmuskulatur	• Nach einer kurzen Einatmung mit der Ausatmung in zwei Sekunden in den Zehenstand kommen und mit der darauffolgenden Einatmung über zwei Sekunden die Fersen absenken. Diese Übung kann auch in beiden Richtungen in zwei bis drei Stufen erfolgen • Übung optimalerweise 5 Mal wiederholen • *Vorsicht*: Abstand von Oberkörper zur Wand konstant halten B_2 • Steigern Sie die Übung für die Unterschenkelmuskulatur indem Sie mit dem Rücken zur Wand stehen • Steigerung: 3 Sätze à 5 Wiederholungen mit Zwischenpausen

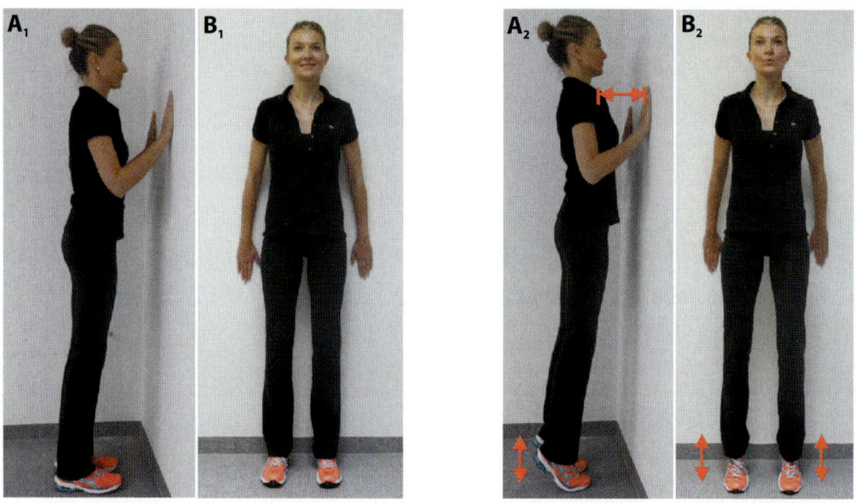

Ziel:

- Kräftigung der Wadenmuskulatur (M. gastrocnemius, M. soleus, M. flexor digitorum longus, M. flexor halucis longus, M. tibialis posterior und die kurzen Zehenbeuger) für den sicheren Gang und zur Fallvermeidung
- Tipp: Eine Bewegungsmotivation durch einen Schrittzähler ist in der Regel empfehlenswert und dient der Erhaltung und Verbesserung des Trainingszustandes der Beinmuskulatur. Mit Hilfe eines ausreichend sensiblen Schrittzählers kann jederzeit abgelesen werden, ob die individuell empfohlene Tagesschrittzahl erreicht wurde.

Übungen zur allgemeinen Mobilisation und Kräftigung der Muskulatur mit Nordic Walking Stöcken

5. Übungen zur allgemeinen Mobilisation und Kräftigung der Muskulatur mit Nordic Walking Stöcken

Übersichtsseite für Physiotherapeuten

5.0. Funktionelle Probleme alltagsrelevanter Skelettmuskulatur

- Durch Inaktivität verursachte Einbußen körperlicher Beweglichkeit bei Menschen mit P(A)H
  - Bewegungseinschränkungen muskuloskelettaler Anteile der Wirbelsäule (WS) und Schultergelenke mit verminderter Dehnfähigkeit aktiver und passiver Gewebestrukturen
- Durch Inaktivität verursachte Einbußen muskulärer Leistungsfähigkeit:
  - Dekonditionierung der orthostatischen Bein- und Rückenmuskulatur
  - Abnahme der Kapillarversorgung alltagsrelevanter Skelettmuskulatur
  - Verminderte aerobe Energiebereitstellung mit Einbußen oxidativer Metabolismen
- Minderung von intermuskulärer Koordination mit Gangunsicherheit

Physiotherapeutische Ziele

- Erweiterung der Beweglichkeit muskuloskelettaler Strukturen der WS und Schultergelenke
- Bestmögliche Erhaltung und Besserung des Trainingszustands orthostatischer Bein- und Rückenmuskulatur mit:
  - bestmöglicher Erhaltung einer optimalen arteriovenösen Sauerstoffdefizienz ($AVDO_2$)
  - bestmöglicher Erhaltung des oxidativen Metabolismus der Skelettmuskulatur
- Verbesserung allgemeiner Koordination und Geschicklichkeit zur Erhöhung der Sicherheit beim Gehen und bei Alltagsaktivitäten

Angenommene Wirkmechanismen

- Im Sitz ermöglicht die Gewichtsabnahme von Armen, Schultergürtel und Rumpf durch die Nordic Walking Stöcke große dynamische Bewegungsausschläge von Schultergelenken und Wirbelsäule bei geringer Hubbelastung. Die Belastungsphasen der Bewegungen werden mit der Ausatmung verbunden.
- Im Stehen und Gehen vergrößert die mobile Stabilisationshilfe der Nordic Walking Stöcke die Unterstützungsfläche. Ihre Labilität fordert Anpassung der Gleichgewichtsreaktion. Zyklisch durchgeführte und koordinativ anspruchsvolle Bewegungsabläufe entsprechen einer leichten Alltagsausdauerbeanspruchung. Sie werden hier unter Berücksichtigung einer eingeschränkten kardialen Belastbarkeit bei Menschen mit P(A)H durchgeführt.

Physiotherapeutische Maßnahmen

5.1.1. Übungsprogramm "Nordic Sitting"

5.1.1.1. Der Schmetterling

5.1.1.2. Die Vorbeuge

5.1.1.3. Der Halbkreis mit Abstützen

5.1.1.4. Die Schwimmübung

5.1.1.5. Die einseitige Pendelbewegung mit Abstützen

5.1.1.6. Die gegenseitige Pendelbewegung
a) mit Blickrichtung zum jeweils vorderen Arm
b) mit Blickrichtung zum jeweils hinteren Arm

5.1.1.7. Atemerleichternde Ruhestellung im Sitz mit Stöcken

5.1.2. Übungsprogramm mit Nordic Walking Stöcken im Stehen

5.1.2.1. Aufstehen mit Hilfe der Nordic Walking Stöcke

5.1.2.2. Der Hofknicks mit Sticks

5.1.2.3. Der große Ausfallschritt

5.1.2.4. Der Zehenstand mit Stöcken

5.1.2.5. Der Zehenstand mit Stöcken in Schrittstellung

5.1.2.6. Steigerung mit Schwerpunktwechsel

5.1.3. Übungsprogramm mit Nordic Walking Stöcken – Das Gehen

5.1.3.1. Vorübung lockeres Gehen im Kreuzgang ohne Stockeinsatz

5.1.3.2. Das Gehen

5.1.3.3. Atemerleichternde Ruhestellung im Stand mit Stöcken

5.1. Übungsprogramm mit Nordic Walking Stöcken: drei Schwerpunkte

1. Das Übungsprogramm im Sitzen: "Nordic Sitting" zielt auf eine Erweiterung der Beweglichkeit muskuloskelettaler Strukturen von Brustkorb, Wirbelsäule und Schultergelenken. Durch eine weitgehende Gewichtsabnahme von Armen, Schultergürtel und Rumpf ermöglichen die Stöcke große, dynamische Bewegungsausschläge bei geringer Hubbelastung. Dabei wird der Bewegungsspielraum der Intervertebralgelenke erhalten und erweitert. Gleichzeitig wird durch den Einfluss der Brustwirbelsäulenbewegung und der Rippenstellung der Brustkorb mobilisiert. Auch in den Arm- und Schultergelenken wird der Bewegungsradius erhalten und erweitert. Zusätzlich profitieren aktive und passive Gewebsstrukturen im Rumpf- und Armbereich von großen dynamisch ausgeführten Dehnungs- und Gleitreizen. Die Muskulatur der Atempumpe wird aktiviert und gedehnt. Die sitzende Ausgangsstellung verringert die Belastung, stabilisiert das Becken und mindert Fehlerquellen und Ausweichbewegungen. Zur Vermeidung von Pressatmung werden einzelne Übungsabschnitte mit der Ausatmung gekoppelt.

2. Das Übungsprogramm im Stehen zielt auf eine bestmögliche Erhaltung und Besserung des Trainingszustands der orthostatischen Beinmuskulatur. Die mobile Stabilisationshilfe der Stöcke ermöglicht ein leichtes funktionelles Krafttraining der Beine mit koordinativ anspruchsvollen Bewegungsabläufen und Schwerpunktverlagerungen. Diese Übungen fördern idealerweise Koordination und Geschicklichkeit und werden zur Erhöhung der Gangsicherheit und damit zur Fallvermeidung eingesetzt. Vor der praktischen Durchführung werden komplexe Bewegungsabläufe durch mentales Training stabilisiert. Zur Vermeidung herzbelastender Pressatmung werden kraftfordernde Bewegungsabläufe immer mit einer Ausatmung kombiniert.

3. Das Übungsprogramm "Gehen" mit den Nordic Walking Stöcken zielt auf eine bestmögliche Erhaltung der Kapillarversorgung und optimiert den oxidativen Metabolismus alltagsrelevanter Skelettmuskulatur. Auch hier ist ein mentales Training beim Erlernen neuer, ungewohnter Bewegungsabläufe wichtig. In der Bewegungsdynamik des Nordic Walkings liegt die Gefahr sich zu überfordern. Deshalb wird das Gehen mit den Stöcken nur in Begleitung des Therapeuten geübt. Zur Selbsteinschätzung und Kontrolle der aktuellen individuellen Belastbarkeit arbeiten die Patienten mit den Belastungsparametern Pulsoxymetrie sowie Borgskala für Atmung und Kraft. Zur Einteilung der zur Verfügung stehenden Atemluft und damit zur Vorbeugung einer Belastungsdyspnoe und körperlicher Überforderung werden die Gehintervalle individuell in Schritten sequenziert und mit gezielten Atempausen unterbrochen.

5.1.1. Übungen mit den Nordic Walking Stöcken im Sitzen

(nach D. Pfeiffer-Kascha mit Ergänzungen und Variationen von S. Weise)

Unter Abnahme des Eigengewichts von Arm und Schultergürtel sowie unter Kopplung von Atmung und Bewegung ermöglichen die folgenden Übungen eine Mobilisation und Kräftigung der muskuloskelettalen Anteile der Atempumpe bei geringer kardialer Belastung.

Wichtig ist es, den Bewegungsablauf mit der Atmung vor der Durchführung zu visualisieren.

5.1.1.1. Der Schmetterling

Ausgangsstellung und Ruhestellung (A_{1+2}):	*Durchführung (B):*
• Aufrechter Sitz auf einem Stuhl • Beine hüftbreit, Füße unterhalb der Knie • Nordic Walking Stöcke stehen außen, seitlich der Sprunggelenke • Das Armgewicht wird auf den Stöcken abgestützt	• Nach einer kurzen Einatmung mit der Ausatmung die locker gestreckten Arme relativ zügig in großen Bewegungsausschlägen nach außen und innen bewegen und ruhig weiteratmen • Übung optimalerweise 5 Mal wiederholen • Steigerung: 3 Sätze à 5 Wiederholungen mit Zwischenpausen

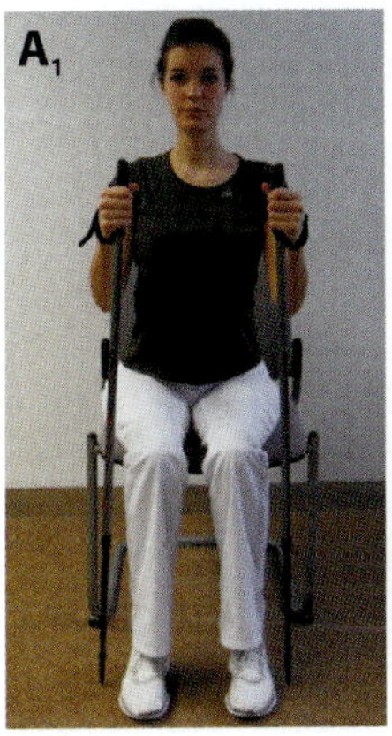

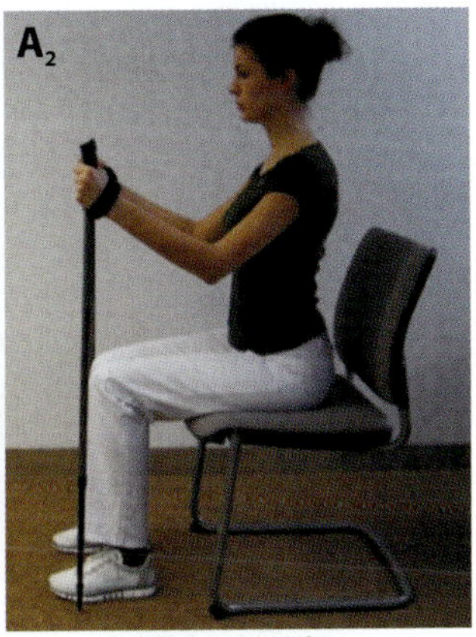

Seitliche Ansicht

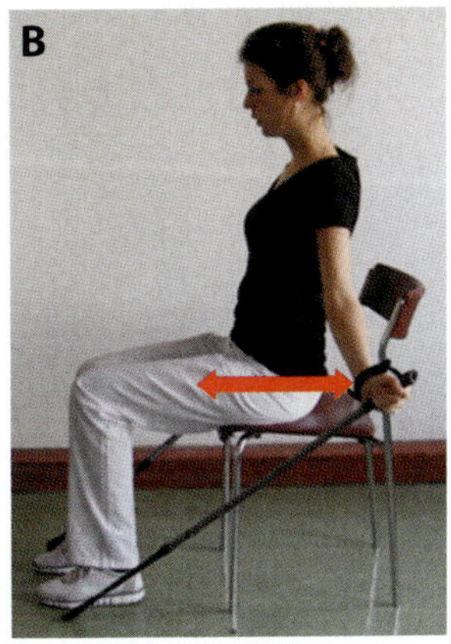

Ziel:

- Das Ziel dieser Übung ist eine Lockerung und Mobilisation der muskuloskeletalen Strukturen der Schultergelenke im Sinne einer horizontalen Abduktion und Adduktion unter Reduktion der Arm- und Schultergewichte

5.1.1.2. Die Vorbeuge

Ausgangsstellung und Ruhestellung (A):

- Aufrechter Sitz auf einem Stuhl
- Beine hüftbreit, Füße unterhalb der Knie
- Nordic Walking Stöcke werden an der Innenseite der Füße neben den Sprunggelenken aufgesetzt
- Das Armgewicht wird auf den Stöcken abgestützt
- Vor dem Beginn und am Ende der Übung drei bis fünf entspannte Atemzüge durch die Nase in den Bauch atmen

Durchführung (B_{1-3}):

- Nach einer kurzen Einatmung mit der Ausatmung beide Arme weit nach vorne führen
- Der Rumpf folgt mit geradem Rücken der Armbewegung
- Der Kopf wird in der Verlängerung des Rumpfes gehalten
- In dieser Stellung drei bis fünf entspannte Atemzüge durch die Nase in den Bauch atmen
- Nach einer kurzen Einatmung mit der Ausatmung Rumpf und Arme wieder in die Ausgangsstellung zurückführen und ruhig weiteratmen
- Führen Sie die aufgezeigte Übung mit einer leichten Rumpf-Vorbeugung aus, entspricht dies einer leichten kardialen Belastung. Zur Intensivierung der Übung können Sie eine weite Rumpf-Vorbeugung durchführen (entsprechend einer mittleren kardialen Belastung)
- Bei größerem Bauchumfang Beine weit auseinander stellen, zur Vermeidung einer Kompression auf den Bauch und damit einer kardialen Belastung
- Übung optimalerweise 5-10 Mal wiederholen
- Steigerung: 3 Sätze à 5-10 Wiederholungen mit Zwischenpausen

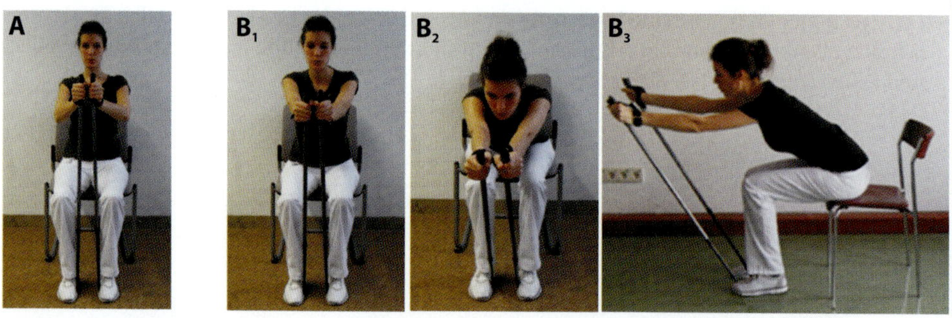

Seitliche Ansicht

Ziel:

- Das Ziel dieser Übung ist die Mobilisation der Brustwirbelsäule im Sinne der Streckung sowie die Mobilisation des Schultergürtels im Sinne der Beugung unter Abnahme der Armgewichte. Der Brustkorb befindet sich in Einatmungsstellung. Es erfolgt eine Dehnung der Schultermuskulatur, im Besonderen der Adduktoren, Extensoren und Innenrotatoren des Schultergelenks

5.1.1.3. Halbkreis mit Abstützen

Ausgangsstellung und Ruhestellung (A):

- Aufrechter Sitz auf einem Stuhl
- Beine hüftbreit, Füße unterhalb der Knie
- Nordic Walking Stöcke werden an der Außenseite der Füße neben den Sprunggelenken aufgesetzt
- Das Armgewicht wird auf den Stöcken abgestützt
- Vor dem Beginn und am Ende der Übung drei bis fünf entspannte Atemzüge durch die Nase in den Bauch atmen

Durchführung (B_{1+2}):

- Nach einer kurzen Einatmung mit der Ausatmung den rechten Arm in einem Halbkreis nach hinten führen
- Der Blick folgt dabei der Hand
- Das Körpergewicht wird auf den linken Stock abgestützt ("Gegenstütze" zur Verringerung der Armgewichte)
- Nach einer kurzen Einatmung mit der Ausatmung den rechten Arm in einem Halbkreis wieder nach vorne führen und in die Ausgangsstellung zurückkehren
- Ruhig weiteratmen
- Die Übung "Halbkreis mit Abstützen" entspricht einer sehr leichten kardialen Belastung. Zur Intensivierung der Übung (entsprechend einer geringen kardialen Belastung) führen Sie einen großen Halbkreis mit Gegenstütz aus. Hierbei den Halbkreis so groß wie möglich durchlaufen und währenddessen ruhig weiteratmen. Achten Sie darauf, dass der Blick der Hand folgt und das Körpergewicht auf dem anderen Stock ruht
- Seitenwechsel nicht vergessen!
- Übung optimalerweise 5 Mal wiederholen
- Steigerung: 3 Sätze à 5 Wiederholungen mit Zwischenpausen

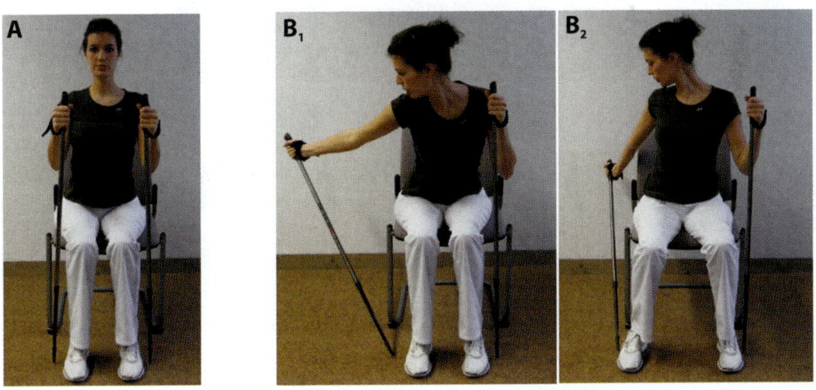

Ziele:

- Mobilisation der Wirbelsäule im Sinne einer Rotation und des Schultergelenks unter Abnahme des Armgewichts im Sinne der horizontalen Abduktion und Retroversion und der Streckung des Ellenbogens
- Dehnung der Schulter- und Brustmuskulatur. Die Übung wird zu beiden Seiten durchgeführt

5.1.1.4. Schwimmübung

Ausgangsstellung und Ruhestellung (A):

- Aufrechter Sitz auf einem Stuhl
- Beine hüftbreit, Füße unterhalb der Knie
- Nordic Walking Stöcke werden an der Außenseite der Füße neben den Sprunggelenken aufgesetzt
- Das Armgewicht wird auf den Stöcken abgestützt
- Vor dem Beginn und am Ende der Übung drei bis fünf entspannte Atemzüge durch die Nase in den Bauch atmen

Durchführung (B_{1+2} bzw. C_{1-3}):

- Nach einer kurzen Einatmung mit der Ausatmung beide Arme wie beim Brustschwimmen in einem großen Kreis synchron nach vorne bringen und die Arme über die Seite zurückführen
- Der Rumpf folgt der Armbewegung nach vorne und richtet sich bei der seitlichen Bewegung der Arme mit der Ausatmung wieder auf
- Der Rücken bleibt gerade gestreckt
- Seitenansicht: Arme nach vorne bringen und seitlich im Halbkreis zurückführen
- Die Übung einer kleinen Schwimmbewegung entspricht einer geringen kardialen Belastung. Zur Intensivierung der Übung (entsprechend einer mittleren kardialen Belastung) führen Sie eine große Schwimmbewegung aus. Hierbei weit nach vorne beugen, den beidseitigen Halbkreis so groß wie möglich durchlaufen und währenddessen ruhig weiteratmen
- Übung optimalerweise 5 Mal wiederholen
- Steigerung: 3 Sätze à 5 Wiederholungen mit Zwischenpausen

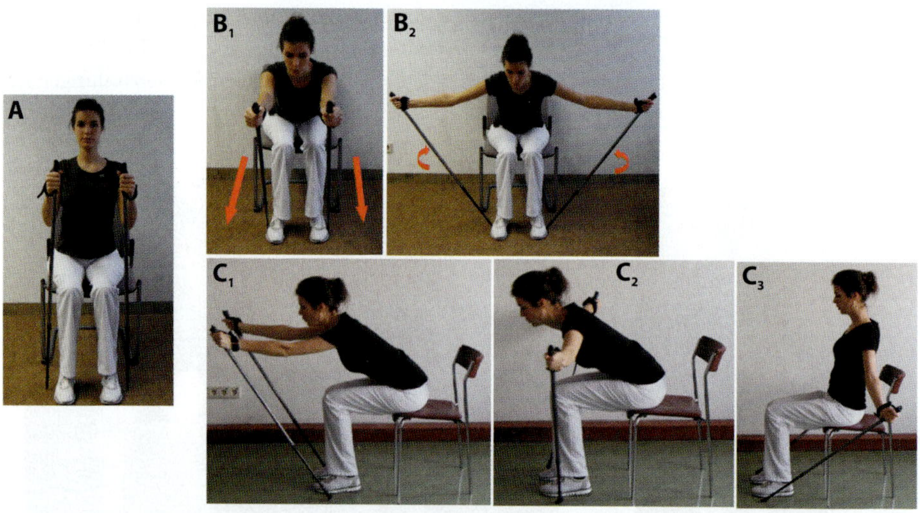

Vordere und seitliche Ansichten

Ziele:

- Mobilisation der BWS im Sinne einer Extension und der Schultergelenke im Sinne der Flexion und Abduktion unter Abnahme der Gewichte von Armen, Schultergürtel und Rumpf
- Kräftigung der Streckmuskulatur der Wirbelsäule
- Die Übung wird zeitgleich zu beiden Seiten ausgeführt und dient damit zusätzlich einer Förderung der Koordination und einer Dehnung der Schultermuskulatur

5.1.1.5. Die einseitige Pendelbewegung mit Abstützen

Ausgangsstellung und Ruhestellung (A):

- Aufrechter Sitz auf einem Stuhl
- Beine hüftbreit, Füße unterhalb der Knie
- Nordic Walking Stöcke werden an der Außenseite der Füße neben den Sprunggelenken aufgesetzt
- Das Armgewicht wird auf den Stöcken abgestützt
- Vor dem Beginn und am Ende der Übung drei bis fünf entspannte Atemzüge durch die Nase in den Bauch atmen

Durchführung:

- Nach einer kurzen Einatmung mit der Ausatmung den linken Arm nach vorne führen (B_1)
- Der Blick folgt dabei der Hand und das Körpergewicht wird auf der Gegenseite aufgestützt
- Der Rücken bleibt beim Vorbeugen gerade gestreckt
- Den Arm zurück in die Ausgangsstellung führen (B_2)
- Drei bis fünf Atemzüge ruhig weiteratmen
- Nach einer kurzen Einatmung mit der Ausatmung den linken Arm nach hinten führen (B_3)
- Der Blick folgt dabei der Hand und das Körpergewicht wird auf der rechten Seite aufgestützt
- Der Rücken bleibt gerade gestreckt
- Drei bis fünf Atemzüge ruhig weiteratmen und die Übung mit dem rechten Arm durchführen
- Übung optimalerweise 5 Mal wiederholen
- Steigerung: 3 Sätze à 5 Wiederholungen mit Zwischenpausen

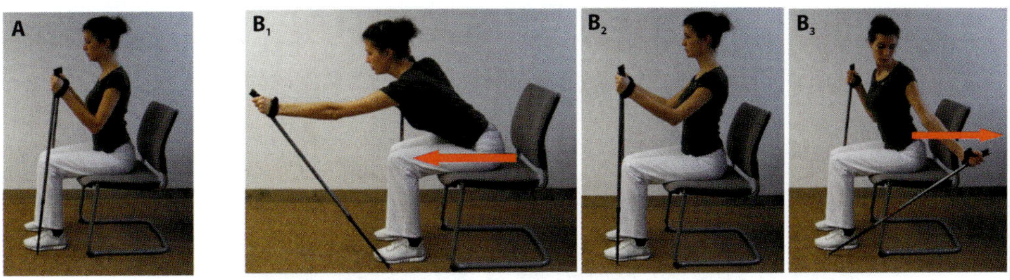

Ziele:

- Mobilisation der Wirbelsäule im Sinne einer Rotation des Schultergelenks im Sinne einer Flexion und Retroversion unter Abnahme der Armgewichte im Sinne einer Flexion und Retroversion
- Kräftigung der Rückenmuskulatur
- Diese Übung entspricht einer geringen kardialen Belastung

5.1.1.6. Die gegenseitige Pendelbewegung

Ausgangsstellung und Ruhestellung (A):	*Durchführung (B_{1-3} bzw C_{1-3}):*
• Aufrechter Sitz auf einem Stuhl • Beine hüftbreit, Füße unterhalb der Knie • Nordic Walking Stöcke werden an der Außenseite der Füße neben den Sprunggelenken aufgesetzt • Das Armgewicht wird auf den Stöcken abgestützt • Vor dem Beginn und am Ende der Übung drei bis fünf entspannte Atemzüge durch die Nase in den Bauch atmen	• Nach einer kurzen Einatmung mit der Ausatmung gleichzeitig den linken Arm nach vorne und den rechten Arm nach hinten führen • Der Blick folgt der hinteren Hand • Der Rücken bleibt gerade gestreckt • Zurück in die Ausgangsstellung kommen und drei bis fünf Atemzüge durch die Nase in den Bauch atmen • Nach der nächsten Einatmung mit der Ausatmung gleichzeitig den rechten Arm nach vorne und den linken Arm nach hinten führen • *Wichtig:* Der Blick folgt der hinteren Hand! • Der Rücken bleibt gerade gestreckt • Zurück in die Ausgangsstellung kommen und drei bis fünf Atemzüge durch die Nase in den Bauch atmen • Variieren Sie die Übung indem Sie die Übung mit nach vorne gerichtetem Blick (der Blick folgt der vorderen Hand) durchführen; die Armstellung drei bis sechs Mal wechseln; diese Übung entspricht einer geringen kardialen Belastung und ist etwas leichter durchzuführen, als die Übung in der der Blick der hinteren Hand folgt • Übung optimalerweise 5 Mal wiederholen • Steigerung: 3 Sätze à 5 Wiederholungen mit Zwischenpausen

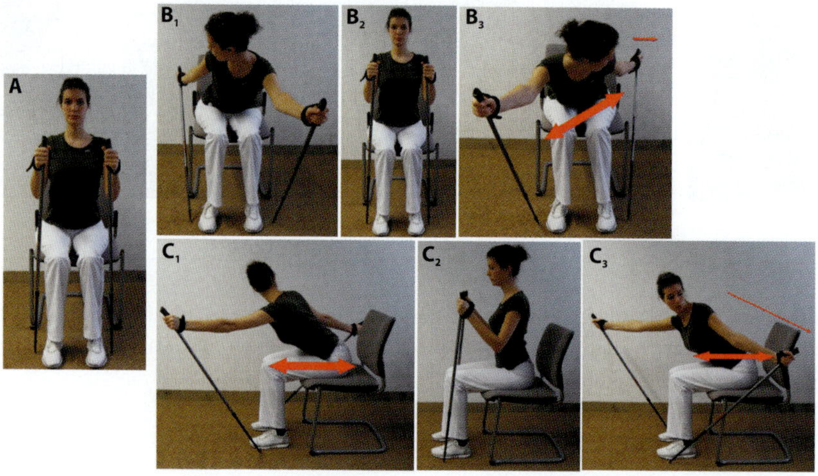

Vordere und seitliche Ansichten

Ziele:

- Mobilisation der Wirbelsäule im Sinne einer Rotation und der Schultergelenke im Sinne einer Flexion und Retroversion unter Abnahme der Gewichte von Armen, Schultergürtel und Rumpf
- Kräftigung der Extensoren der Rückenmuskulatur
- Diese Übung entspricht einer mittleren kardialen Belastung

5.1.1.7. Übung: Atemerleichternde Stellung

Zwischen den einzelnen Übungen können individuelle Erholungspausen in optimalen atemerleichternder Stellung im Sitzen mit den Stöcken durchgeführt werden (☞ Abb. 5.1).

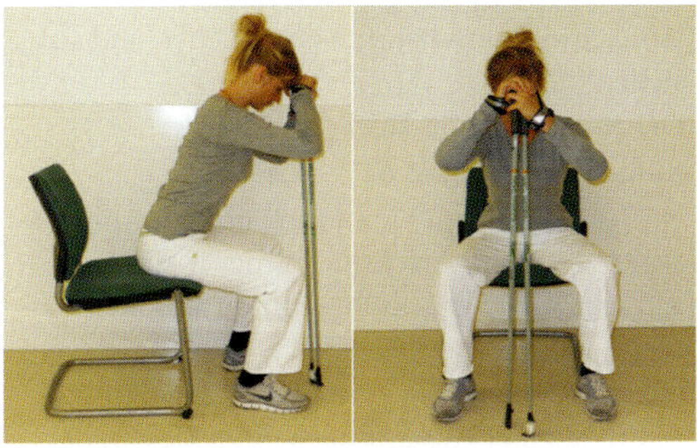

Abb. 5.1: Atemerleichternde Stellung.

- Auf der vorderen Hälfte eines Stuhls sitzend, die Füße stehen etwas weiter als hüftbreit unterhalb der Knie.
- Die Stöcke stehen zwischen den Füßen in Höhe der Zehenspitzen.
- Die Hände stützen von oben auf den Griffen.

Mit geradem Rücken etwas nach vorne lehnen und Stirne leicht an die Hände anlegen.

Tipp	Falls Sie die Nordic Walking Stöcke ausschließlich für Übungen im Sitzen und Stehen verwenden, können Sie sich kostengünstig aus dem Baumarkt selbstständig Stöcke zusammenstellen. Nehmen Sie hierzu zwei Besenstiele und befestigen Sie zum sicheren Halt zwei Türstopper an den Enden (☞ Abb. 5.2 und Abb. 5.3).

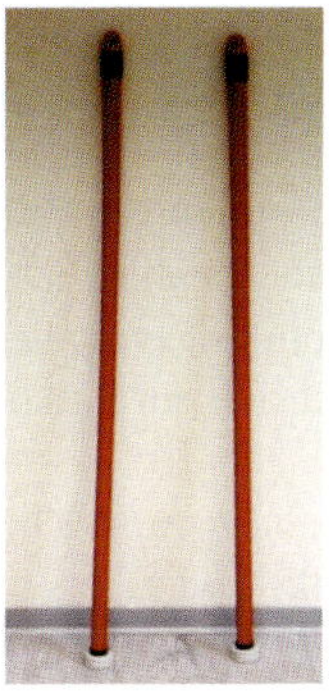

Abb. 5.2: Besenstiele und Türstopper aus dem Baumarkt.

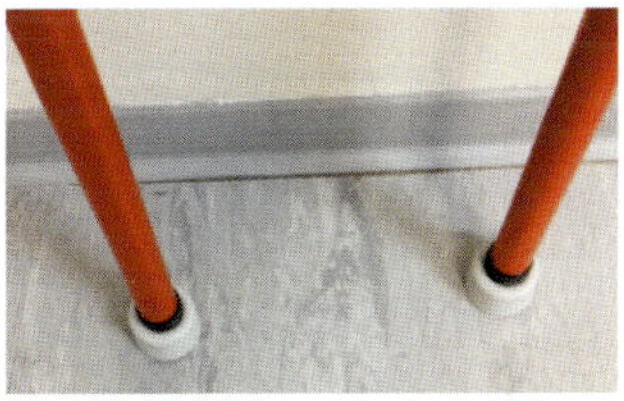

Abb. 5.3: Besenstiele und Türstopper aus dem Baumarkt.

5.1.2. Übungen mit den Nordic Walking Stöcken im Stehen

Die folgenden Übungen dienen der Kräftigung der unteren Extremitäten, im Besonderen der vorderen Oberschenkel- und der Wadenmuskulatur. Darüber hinaus wird über die Stützaktivität der Arme eine intensive Anspannung der Rumpfmuskulatur stimuliert. Zudem wird die Koordination geschult und die Konzentration gefördert. Die Nordic Walking Stöcke geben sicheren Halt während der Übungen.

5.1.2.1. Aufstehen mit Hilfe der Nordic Walking Stöcke

Ausgangsstellung und Ruhestellung (A):

- Aufrechter Sitz auf einem Stuhl
- Die Füße befinden sich in Schrittstellung
- Achten Sie darauf, dass die Fersen Bodenkontakt haben und sich ein Fuß nah am Stuhl befindet
- Die Nordic Walking Stöcke befinden sich auf Zehenhöhe links und rechts neben dem vorderen Fuß
- Vor dem Beginn und am Ende der Übung drei bis fünf entspannte Atemzüge durch die Nase in den Bauch atmen

Durchführung:

- Nach einer kurzen Einatmung mit der Ausatmung den Oberkörper nach vorne neigen, dabei stützen Sie die Arme auf die Stöcke (B) und das Gewicht wird auf die Füße verlagert
- Gesäß abheben und den Oberkörper mit leichtem Schwung nach vorne oben ziehen und aufstehen (C)
- Der Rücken bleibt dabei gerade
- Ruhig weiteratmen
- Nach einer kurzen Einatmung mit der Ausatmung Rumpf und Arme wieder in die Ausgangsstellung zurückführen und ruhig weiteratmen
- Nutzen Sie diese Bewegungsabfolge als Übung: während einer Ausatmung kehren Sie den halben Weg zurück, ohne mit dem Gesäß die Sitzfläche zu berühren. Dann wieder aufstehen. Wiederholen Sie diese Übung jeweils fünf Mal, einmal mit dem linken Bein nach vorne – und einmal mit dem rechten Bein nach vorne gerichtet in Schrittstellung
- Übung optimalerweise 5 Mal wiederholen
- Steigerung: 3 Sätze à 5 Wiederholungen mit Zwischenpausen

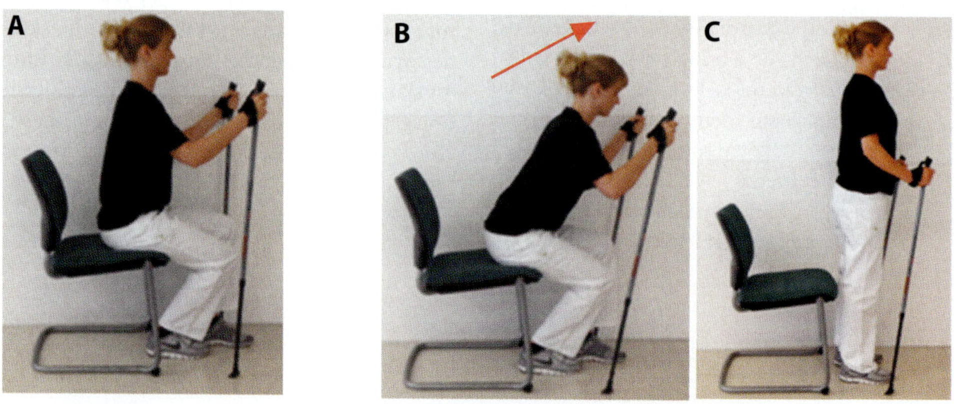

Ziele:

- Koordination der optimalen Gewichtsverlagerung vom Sitz in den Stand unter Vermeidung von Pressatmung
- Kräftigung der Knie- und Gesäß-Streckmuskulatur und der Arm-Stütz-Muskulatur

5.1.2.2. Hofknicks mit Sticks

Ausgangsstellung und Ruhestellung (A):	*Durchführung:*
• Aufrechter Stand, der Rücken ist gerade • Die Nordic Walking Stöcke befinden sich eine Fußlänge vor dem Körper, jeweils links- und rechtsseitig von den Füßen • Die Ellenbogen sind ca. 90° gebeugt • Kopf, Rumpf und Knie bleiben während der Übung nach vorne gerichtet • Vor dem Beginn und am Ende der Übung drei bis fünf entspannte Atemzüge durch die Nase in den Bauch atmen	• Nach einer kurzen Einatmung mit der Ausatmung mit dem rechten Bein einen kleinen Schritt (in etwa einer Fußlänge) nach hinten gehen (B) • In zwei Sekunden beide Beine 5-20 cm tief beugen, so dass von oben betrachtet die Knie die Zehenspitzen verdecken • Nach einer kurzen Einatmung mit der Ausatmung in zwei Sekunden wieder in die aufrechte Ausgangsstellung zurückkehren (C) • Ruhig weiteratmen • Zur Intensivierung der Übung führen Sie einen großen Schritt nach hinten aus. Achten Sie darauf, dass der Blick gerade nach vorne gerichtet bleibt und Sie mit Hilfe der Nordic Walking Stöcke die Übung sicher ausführen können. Je tiefer der Knicks, desto größer die Muskelbeanspruchung • Übung optimalerweise 5 Mal wiederholen • Steigerung: 3 Sätze à 5 Wiederholungen mit Zwischenpausen

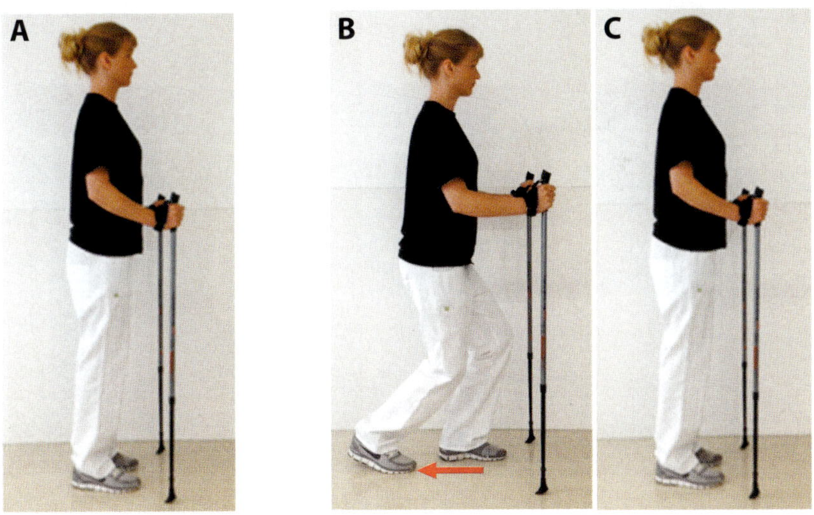

Ziele:

- Verbesserung der Gangkoordination und damit verbunden des Gleichgewichts zur Fallvermeidung
- Förderung der Alltagsausdauerbelastung
- Kräftigung der vorderen Oberschenkelmuskulatur, der kleinen Glutealmuskulatur und der Stützmuskulatur von Arm und Schultergürtel

5.1.2.3. Der große Ausfallschritt

Ausgangsstellung und Ruhestellung (A):

- Aufrechter Stand
- Der Rücken ist gerade
- Die Nordic Walking Stöcke befinden sich 2-3 Fußlängen vor dem Körper, jeweils links- und rechtsseitig von den Füßen
- Die Ellenbogen sind leicht gestreckt
- Kopf, Rumpf und Knie bleiben während der Übung nach vorne gerichtet
- Vor dem Beginn und am Ende der Übung drei bis fünf entspannte Atemzüge durch die Nase in den Bauch atmen

Durchführung:

- Nach einer kurzen Einatmung mit der Ausatmung einen großen Schritt mit dem linken Bein nach vorne gehen, so dass das vordere Knie maximal 120° gebeugt wird (B)
- Die Ellenbogen beider Arme werden dabei bis ca. 90° gebeugt
- Nach einer kurzen Einatmung mit der Ausatmung zurück in die Ausgangsstellung kommen und die Übung mit dem rechten Bein nach vorne durchführen
- Je kleiner der Schritt, desto geringer die Intensität der Übung
- *Vorsicht:* Erst mit einem kleinen Schritt beginnen und nur sehr langsam die Schrittlänge vergrößern
- Übung optimalerweise 5 Mal wiederholen
- Steigerung: 3 Sätze à 5 Wiederholungen mit Zwischenpausen

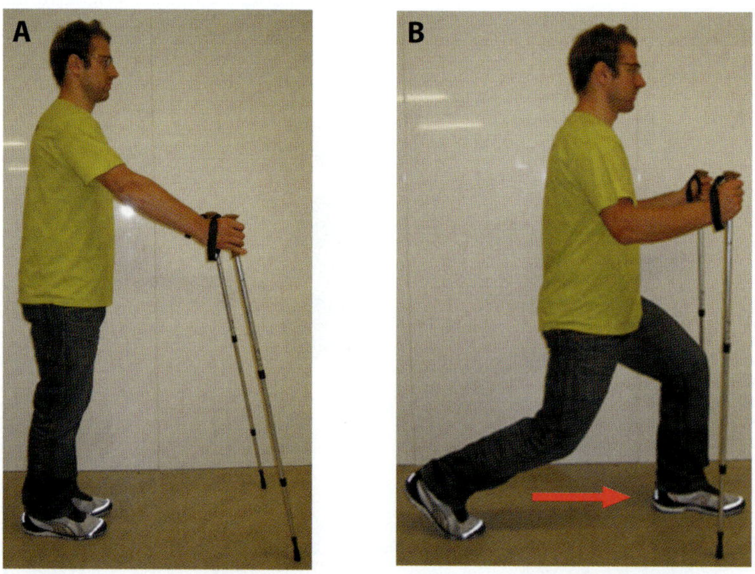

Ziele:

- Verbesserung der Gangkoordination und damit verbunden des Gleichgewichts zur Fallvermeidung
- Förderung der Alltagsausdauerbelastung
- Kräftigung der vorderen Oberschenkelmuskulatur, der Glutealmuskulatur und der Stützmuskulatur von Arm und Schultergürtel

5.1.2.4. Zehenstand mit Stöcken

Ausgangsstellung und Ruhestellung (A):

- Aufrechter Stand
- Der Rücken ist gerade
- Die Nordic Walking Stöcke befinden sich ca. eine Fußlänge vor dem Körper, jeweils links- und rechtsseitig von den Füßen
- Die Ellenbogen sind leicht gestreckt
- Kopf, Rumpf und Knie bleiben während der Übung nach vorne gerichtet
- Vor dem Beginn und am Ende der Übung drei bis fünf entspannte Atemzüge durch die Nase in den Bauch atmen

Durchführung:

- Nach einer kurzen Einatmung mit der Ausatmung die Fersen heben und in zwei Sekunden in den Zehenstand kommen (B)
- Die Nordic Walking Stöcke dienen der Sicherung: die Stöcke sollen nicht voll belastet werden
- Nach einer kurzen Einatmung mit der Ausatmung in zwei Sekunden wieder in die Ausgangsstellung zurückkehren und ruhig weiteratmen
- Zur Intensivierung der Übung führen Sie den Zehenstand in Schrittstellung durch. Die Nordic Walking Stöcke befinden sich in Kreuzgangposition. Das bedeutet, der linke Fuß und der rechte Stock sind nach vorne gerichtet und der der rechte Fuß- und der linke Stock nach hinten gerichtet. Führen Sie diese Übung ebenfalls in umgekehrter Schrittstellung durch (in Form eines Seitenwechsels) (C)
- Übung optimalcrweise 5 Mal wiederholen
- Steigerung: 3 Sätze à 5 Wiederholungen mit Zwischenpausen

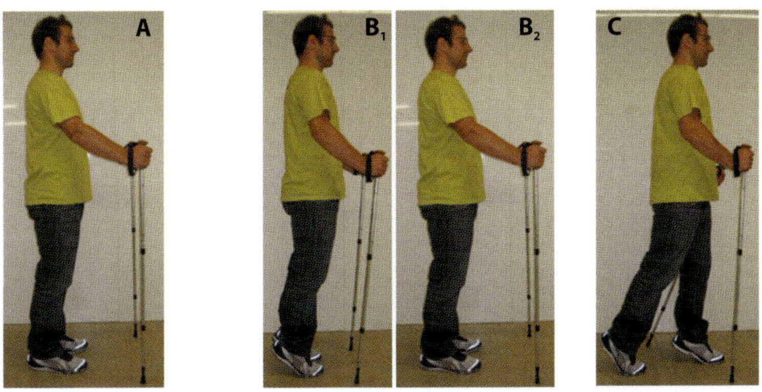

Ziele:

- Verbesserung der Gangkoordination und Gleichgewicht
- Kräftigung der Wadenmuskulatur
- Die Variation C erhöht die Anforderung an Koordination und Gleichgewichtsreaktion. Darüber hinaus wird durch die Verkleinerung der Unterstützungsfläche die Gluteal- und Rumpfmuskulatur verstärkt aktiviert

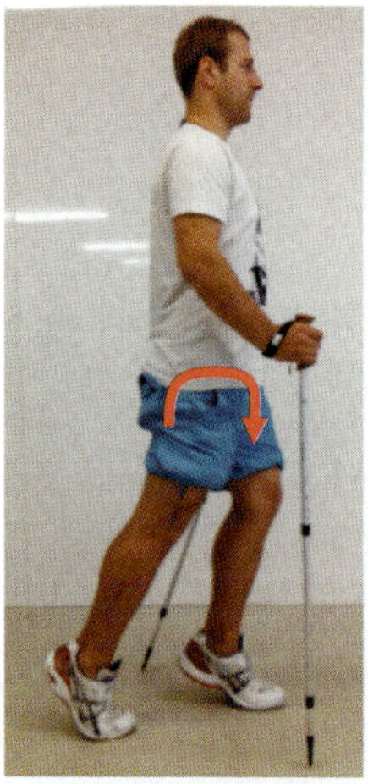

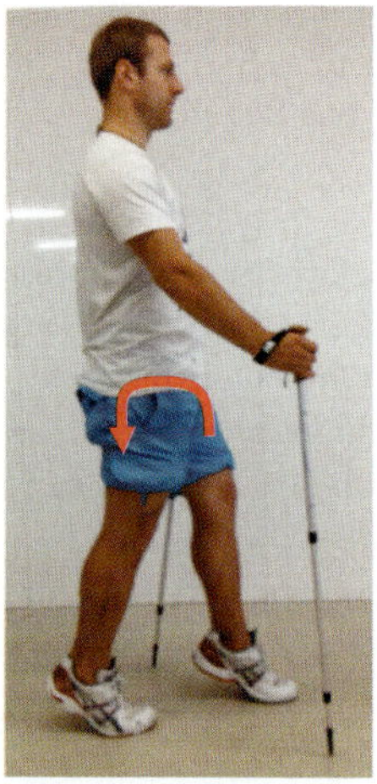

Variante 2:

- Bei dieser Variante verlagern Sie unter Beibehaltung von Schrittstellung, Zehenstand und Position der Stöcke das Körpergewicht abwechselnd auf das vordere und hintere Bein ca. 5 Mal hin und her, ohne mit den Fersen den Boden zu berühren
- In die Ruhestellung zurückkommen und pausieren mit 3-5 ruhigen Atemzügen durch die Nase in den Bauch
- Anschließend wechseln Sie die Schrittstellung und wiederholen die Übung
- Diese Übungsvariante stellt an Koordination und Gleichgewichtsreaktion hohe Anforderungen. Achten Sie deshalb darauf, während der Übung nicht die Luft anzuhalten, sondern ruhig im eigenen Rhythmus zu atmen

5.1.3. Übungsprogramm mit Nordic Walking Stöcken – Das Gehen

Bei Nordic Walking Stöcken ist es wichtig, auf das richtige Material, die optimale Stocklänge sowie das passende Schlaufensystem zu achten. Nordic Walking-Stöcke bestehen aus leichten Materialien wie Aluminium, Carbon oder einer Carbon-Glasfaser-Mischung.

Die optimale Stocklänge lässt sich mit einer einfachen Formel berechnen:
Körpergröße in cm × 0,66

Das Schlaufensystem dient der Kraftübertragung und ist wichtig für die Stabilität und Sicherheit des Walkers. Ein abnehmbarer Gummischutz auf den Stockspitzen (sog. *Asphalt Pads*) gibt Halt auf hartem Untergrund und absorbiert Schläge.

Mit Hilfe der Übungen zur Kräftigung der Muskulatur und allgemeinen Mobilisation werden Nordic Walking Stöcke in vielfältiger Weise in sitzender und stehender Position, sowie in unterschiedlichen Trainingsintensitäten eingesetzt. Abschließend wird der Einsatz im ursprünglichen Verständnis als Ausdauersportart vorgestellt (das Gehen durch den Einsatz von zwei Stöcken rhythmisch unterstützt). Hierbei sind die besonderen Anforderungen an einen Walking Schuh zu beachten, die einem sanften Abrollen dienen.

Um Überanstrengung zu vermeiden, darf das dynamische Gehen mit den Nordic Walking Stöcken nur mit einem Therapeuten mit entsprechender Schritt- und Pausenfrequenzkontrolle erlernt werden.

Richtige Anwendung der Nordic Walking Stöcke

Der Nordic Walking-Griff (☞ Abb. 5.4-5.6) sollte ergonomisch geformt sein und rutschfest in der Hand liegen. Das Schlaufensystem führt die Hand nahe am Stock und sollte auf die Handgröße individuell abgestimmt sein. Ein zusätzliches Tragen von Handschuhen ist frei wählbar, jedoch bei der Gefahr von Scheuer- oder Druckstellen empfehlenswert.

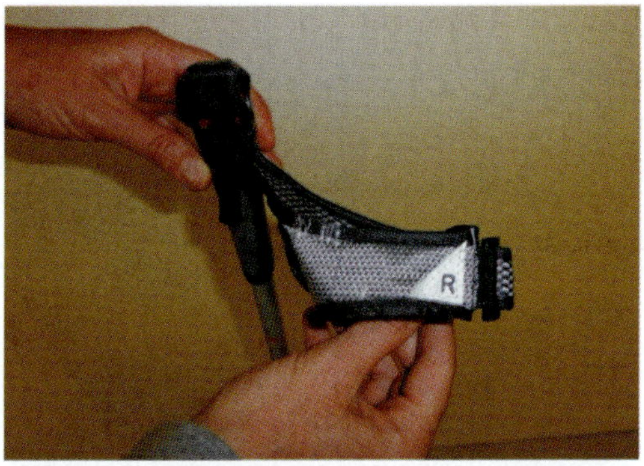

Abb. 5.4: Rechte und linke Schlaufe voneinander unterscheiden; Klettverschluss lösen und Schlaufe lockern (Schlaufen können variieren).

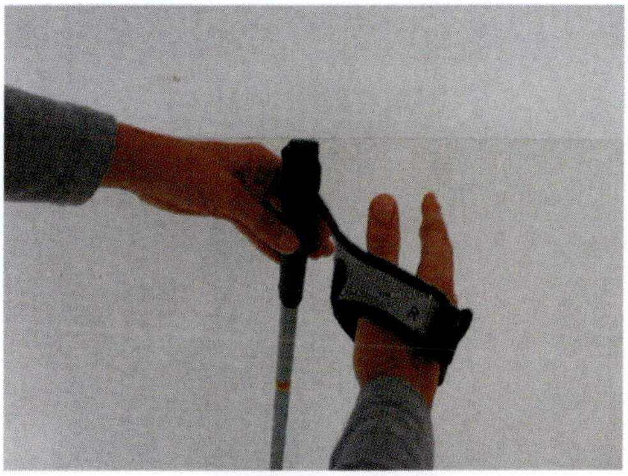

Abb. 5.5: Rechte Hand von unten durch die Schlaufe einfädeln; größte Stofffläche der Schlaufe liegt der Handinnenfläche und dem Stockgriff an.

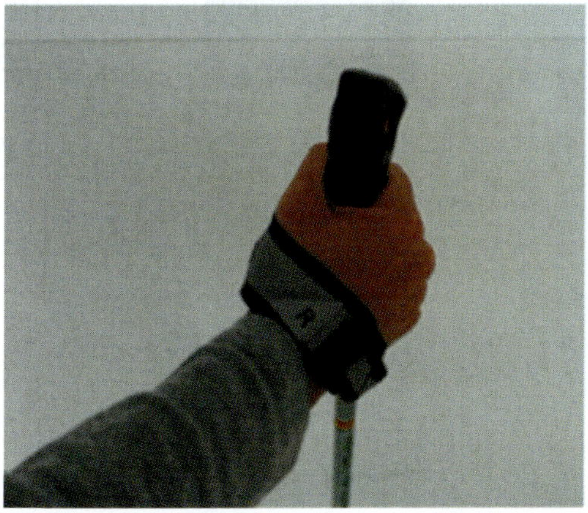

Abb. 5.6: Klettverschluss um das Handgelenk schließen; damit ist die Hand an dem Stock fixiert und besitzt dennoch den nötigen Spielraum für eine lockere Haltung; den Stock der linken Hand ebenso befestigen.

5.1.3.1. Koordinationsübung zum Kreuzgang

Ausgangsstellung und Ruhestellung (A):	*Durchführung:*
• Aufrechter Stand • Der Rücken ist gerade • Die Nordic Walking Stöcke befinden sich eine Fußlänge vor dem Körper, jeweils links- und rechtsseitig von den Füßen • Die Ellenbogen sind ca. 90° gebeugt • Kopf, Rumpf und Knie bleiben während der Übung nach vorne gerichtet • Vor dem Beginn und am Ende der Übung drei bis fünf entspannte Atemzüge durch die Nase in den Bauch atmen	• Nach einer kurzen Einatmung mit der Ausatmung mit dem rechten Bein einen Schritt nach vorne gehen (B) • Gleichzeitig wird der linke Stock neben den rechten Fuß in Zehenhöhe gestellt • Dabei schwingt der rechte Arm nach hinten • Nach einer kurzen Einatmung mit der Ausatmung zurück in die Ausgangsstellung kommen und Übung mit der Gegenseite durchführen (C) • Übung optimalerweise 5 Mal wiederholen • Steigerung: 3 Sätze à 5 Wiederholungen mit Zwischenpausen

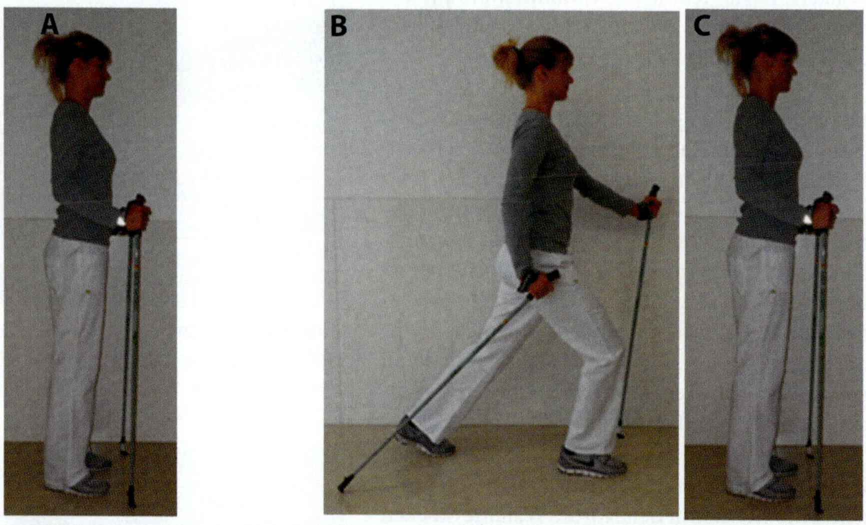

Ziel:

• Koordinative Abstimmung der oberen und unteren Extremitäten für den Kreuzgang

5.1.3.2. Lockeres Gehen im Kreuzgang ohne Stockeinsatz

Vorübung zum Kreuzgang (A):	*Durchführung:*
• Als Vorübung zum sog. Kreuzgang führen Sie zunächst ein lockeres Gehen durch • Dabei hängen die Stöcke zunächst an ihren Schlaufen an den Handgelenken	Vorübung: • Die Arme pendeln gegengleich zu den Beinen neben dem Körper • Die Stöcke werden vorerst nicht aktiv aufgesetzt ("Stockeinsatz"), sondern folgen "schleifend" der Pendelbewegung der Arme (A) • Steigern Sie die Übung, indem Sie die Stöcke zunehmend aktiv einsetzen (B) • Achten Sie auf den sog. Kreuzgang • Ca. 8-10 Schritte gehen, dabei locker weiteratmen; danach eine Pause einlegen und einige Atemzüge in den Bauch weiteratmen

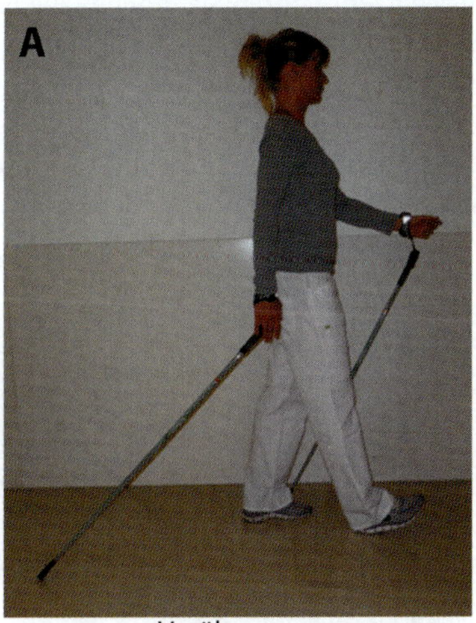

Vorübung

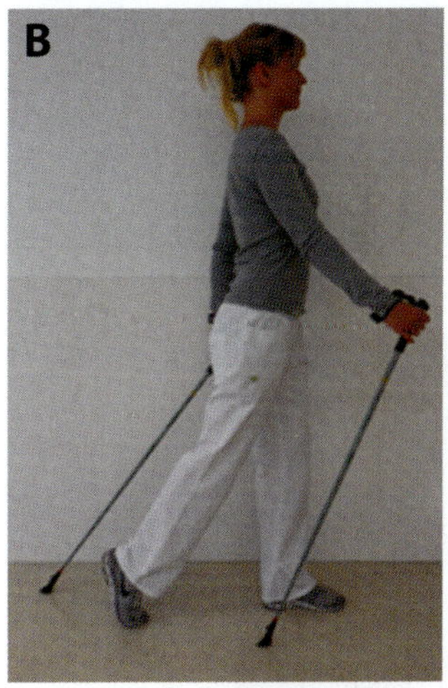

Steigerung

Ziel:

• Vorübung zur Koordination des Kreuzgangs beim Nordic Walking

5.1.3.3. Nordic Walking – Das Gehen

Ausgangsstellung und Ruhestellung (A):

- Die Füße stehen hüftbreit
- Die Stöcke befinden sich in ca. einer halben Fußlänge links- und rechtsseitig vor den Füßen
- Der Rücken ist gerade, die Schultern locker und die Ellenbogen ca. 90° angewinkelt

Durchführung:

- Nach einer kurzen Einatmung mit der Ausatmung mit dem linken Bein einen Schritt nach vorne machen, dabei wird der rechte Stock zeitgleich seitlich, nah am Körper auf Höhe des linken Mittelfußes aufgesetzt (B)
- Der rechte Fuß folgt der Bewegung durch Abrollen mit festem Abdruck der Zehen
- Die Ellenbogen sind locker gestreckt
- Nun folgt die gleiche Bewegung für das rechte Bein und den linken Arm, wobei das linke Bein nun fest vom Boden abrollt; es entsteht damit eine flüssige Bewegung (C)
- Eigene Leistungsgrenze erkennen und richtig einschätzen! Führen Sie individuelle Erholungspausen in zuvor aufgezeigter optimaler atemerleichternder Stellung durch
- Ca. 8-10 Schritte gehen, dabei locker weiteratmen; danach eine Pause einlegen und einige Atemzüge in den Bauch weiteratmen

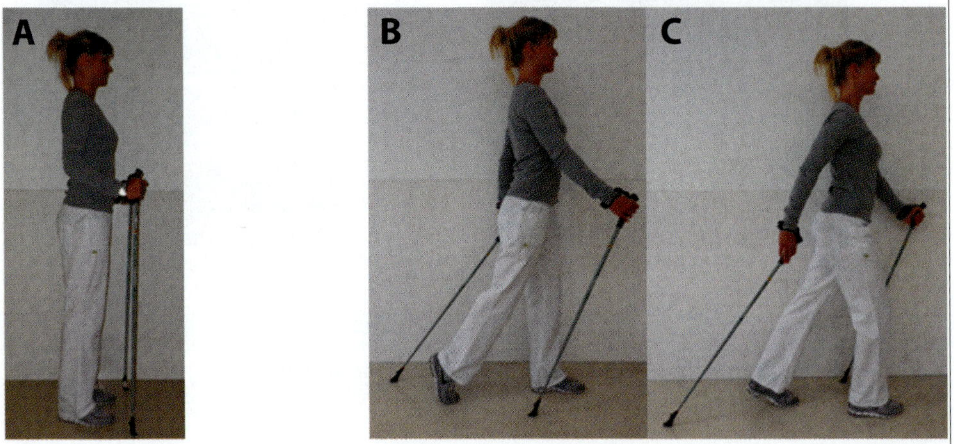

Ziel:

- Leichtes Ausdauertraining
- Bestmögliche Erhaltung des oxidativen Metabolismus der Skelettmuskulatur mit optimaler arteriovenösen Sauerstoffdifferenz
- Verbesserung/Erhaltung des Trainingszustandes der orthostatischen Bein- und Rückenmuskulatur

Vorsicht Fehler!

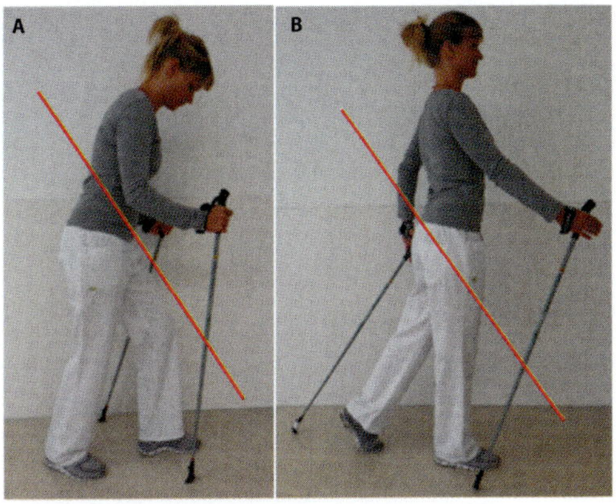

Abb. 5.7: **So bitte nicht:**
A: vorgebeugter Oberkörper; angewinkelte Ellenbogen, fehlender Armschwung, starre Fausthaltung der Hände und fehlende Fußdynamik.
B: Gehen im Passgang, rechter Arm schwingt zeitgleich mit rechtem Bein nach vorne, linker Arm und linkes Bein sind hinten.

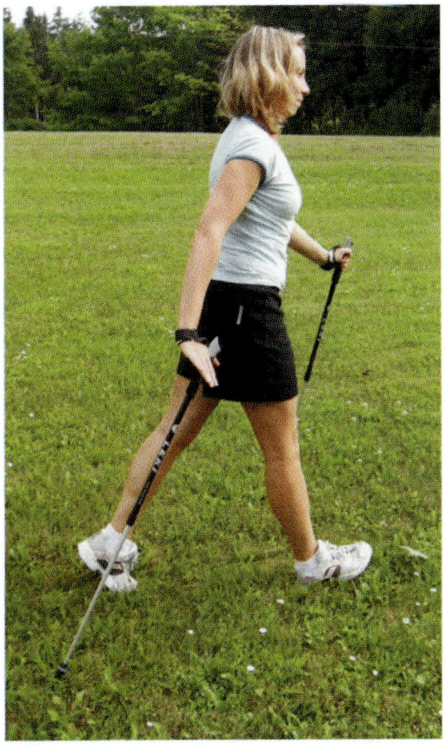

Abb. 5.8: Nordic Walking: Das optimale Gangmuster.

Merke:
Achten Sie auf Ihre Haltung! Diese ist immer aufrecht mit gestreckten Armen, aktivem Stockeinsatz und entsprechender Fußdynamik im Sinne eines aktiven Abrollens mit "Zehenabdruck".

5.1.4. Atemerleichternde Stellung mit Hilfe der Nordic Walking Stöcke

Zwischen den einzelnen Übungen können individuelle Erholungspausen in optimalen atemerleichternder Stellung im Stehen mit den Stöcken durchgeführt werden.

Durchführung (☞ Abb. 5.9 und 5.10)

- Die Füße stehen etwas breiter als hüftbreit in sicherem Stand.
- Der Oberkörper ist aufrecht und Schulter und Schultergürtel sind entspannt.
- Die Stöcke stehen zwischen den Füßen in ca. 1 Fußlänge vor den Zehen.
- Die Hände stützen übereinander gelegt auf den Griffen.

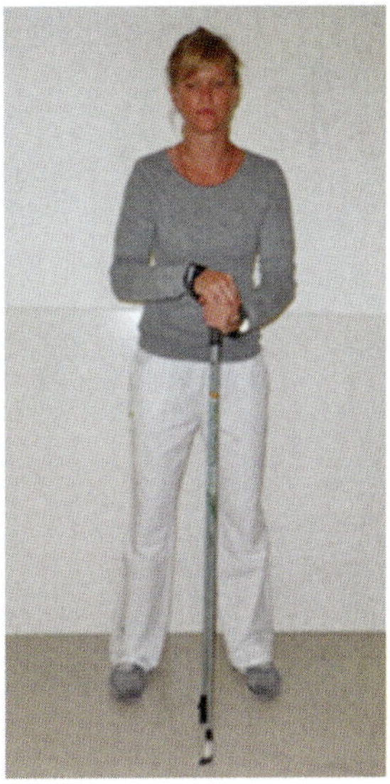

Abb. 5.9: Atemerleichternde Stellung mit Hilfe der Nordic Walking Stöcke.

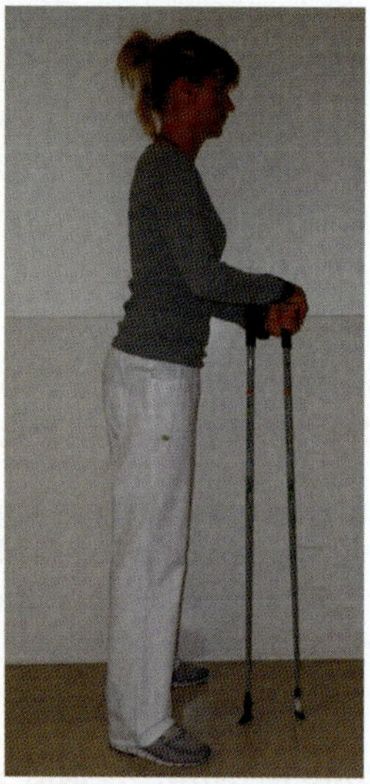

Abb. 5.10: Seitliche Ansicht: Atemerleichternde Stellung mit Hilfe der Nordic Walking Stöcke.

Tipp	Eigene Leistungsgrenze erkennen und richtig einschätzen! Führen Sie individuelle Erholungspausen in zuvor aufgezeigter optimaler atemerleichternder Stellung durch.

Techniken zur Vermeidung von hohem intrathorakalen Druck bei Körperfunktionen

6. Techniken zur Vermeidung von hohem intrathorakalen Druck bei Körperfunktionen

Übersichtsseite für Physiotherapeuten

6.0. Funktionelle Probleme durch Pressatmung bei Körperfunktionen

- Hohe kardiale Belastungsspitzen durch unkontrollierte gefährliche intrathorakale Druckerhöhungen belasten Menschen mit P(A)H
  - bei Reizhusten, Hustensalven und Niesattacken
  - durch Bauchpresse bei der Stulentleerung infolge Darmträgheit/Obstipation (dies wird begünstigt durch körperliche Inaktivität)

Physiotherapeutische Ziele

- Verstehen, beherrschen und automatisieren von Selbsthilfetechniken zur bewussten Husten- und Nieskontrolle:
  - Techniken zur Vermeidung von Husten- und Niesattacken
  - Schonende Hustentechniken bei produktivem Husten
- Verstehen und Beherrschen von Selbsthilfetechniken zur Beschleunigung der Darmpassage bei Darmträgheit
- Verstehen und beherrschen von Selbsthilfetechniken zur schonenden Stuhlentleerung ohne hohen Pressdruck

Angenommene Wirkmechanismen

- Die hier vorgestellten Selbsthilfetechniken zur Husten- und Niesvermeidung beruhigen die Nies- und Hustenrezeptoren über Druck- und Strömungsveränderung in den oberen und unteren Atemwegen. Sie können kombiniert werden mit bekannten Techniken wie Speichel schlucken, Bonbon lutschen und trinken.
- Bei der schonenden Sekreteliminationstechnik, Huffing, läuft das schnelle, heftige Ausatemmanöver ohne die gefährliche Kompressionsphase des Hustenmachanismus ab. Dadurch steigt der intrathorakale Druck nur sehr moderat.
- Die hier vorgestellten Selbsthilfetechniken zur Anregung der Darmperistaltik und schonenden Stuhlentleerung wirken über wechselnde intraabdominale Drücke, mechanische Stimulation des Dickdarms und über vegetative Anregung des Parasympathikus.

Physiotherapeutische Maßnahmen

6.1.1. Selbsthilfetechniken zur Husten- und Niesvermeidung:
6.1.1.1. Nasengabelgriff
6.1.1.2. Fausttunnel
6.1.1.3. Huffing, schonende Sekreteliminationstechnik
6.1.2. Erlernen von Selbsthilfetechniken zur Anregung der Darmperistaltik
6.1.2.1. Ruhige tiefe Zwerchfellatmung
6.1.2.2. Aktive Bauchwelle
6.1.2.3. Leichte aktive Bewegungen der Lendenwirbelsäule
6.1.3. Selbsthilfetechnik zur Stuhlentleerung unter Vermeidung von Pressatmung
6.1.3.1. Regeln und Technik zur herzschonenden Stuhlentleerung
6.1.3.2. Bewusste Entspannung der Beckenbodenmuskulatur insbesondere des M. puborectalis als Knickverschluss des Rektums
6.1.3.3. Forcierte Ausatemtechnik mit moderatem intraabdominalen Druckaufbau

6.1. Schonende Selbsthilfetechniken bei Körperfunktionen

6.1.1. Techniken zur Vermeidung von hohem intrathorakalen Druck bei Körperfunktionen

Bei kräftigem Husten und Niesen belastet hoher Pressdruck das Herz-Kreislauf-System. Eine unerwünschte intrathorakale Druckerhöhung kann insbesondere durch Reizhusten mit lang andauernden Hustensalven sowie auch durch heftige, lautstarke Niesattacken ausgelöst werden. Hierbei wirkt eine unkontrollierte Vorlasterhöhung auf das vorgeschädigte rechte Herz von Menschen mit P(A)H (☞ Abb. 6.1). Techniken zur Husten- und Nies-Vermeidung können solche Druckbelastungen weitgehend kontrollieren und dämpfen. Als sehr effektiv hat sich hier unsere Technik des "Nasengabelgriffs" erwiesen (☞ Abb. 6.1.1.1.).

Bei physiologischer Hustenclearance wird in der Kompressions-Phase vor der Expulsions-Phase der für die schnelle Ausatmungs-Strömung notwendige abdominale und intrathorakale Druck aufgebaut. Ein hoher intrathorakaler Druck belastet den Organismus stark. Bei produktivem Husten sollten P(A)H-Patienten lernen, das Sekret mit der schonenden "Huffing-Technik" zu eliminieren (☞ Abb. 6.1.1.3.).

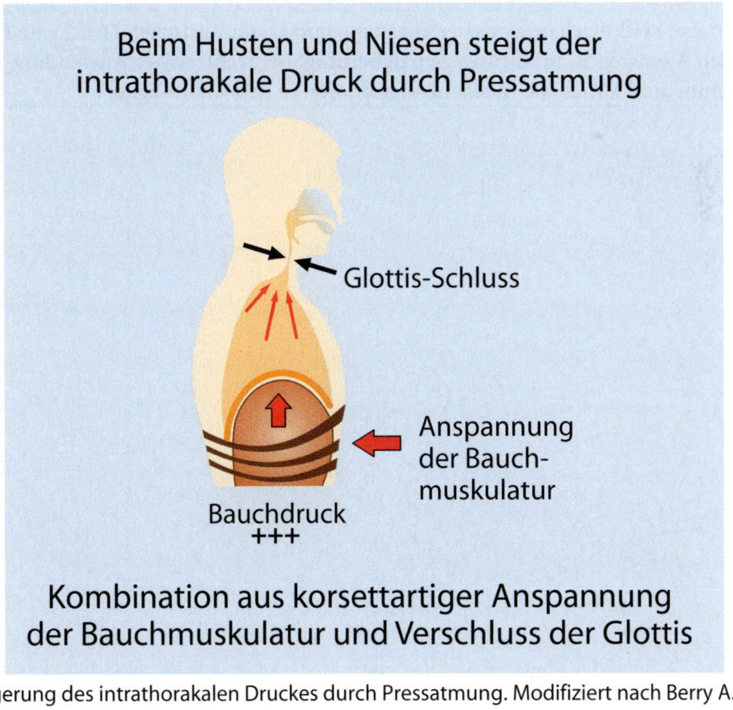

Abb. 6.1: Steigerung des intrathorakalen Druckes durch Pressatmung. Modifiziert nach Berry A. Shapiro 1991.

6.1.1.1. Der Nasengabelgriff nach S. Weise

Technik:

Bei erstem Anzeichen von Husten- oder Niesreiz werden die Nasenflügel mit zwei Fingern leicht nach unten gezogen. Nun wird durch diese Verengung der Nasenvorhöfe mit geringem Atemzugvolumen ruhig ein- und ausgeatmet. Die Nasenflügel können durch den sog. "Nasengabelgriff" mit Zeige- und Mittelfinger oder Daumen und Zeigefinger leicht eingeengt werden.

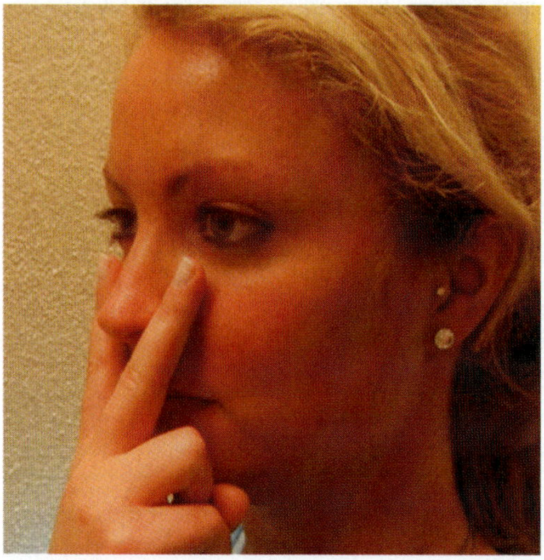

Wirkmechanismus:

Der angenommene Wirkmechanismus besteht in in- und exspiratorischen Druck- und Flussveränderungen in den Atemwegen. Erfahrungsgemäß beruhigt bei rechtzeitiger Anwendung dieser Einfluss auf Strömung und Druck die Mechano-Rezeptoren in den Atemwegen.

6.1.1.2. Der Fausttunnel nach S. Weise

Technik:

Die Faust wird zu einem engen Trichter geformt, der auf der Kleinfinger-Seite fast geschlossen und an der Daumen-Zeigefinger-Seite offener geformt ist. Die Daumen-Zeigefinger-Öffnung wird bündig um den Mund gelegt. Es soll keine Luft zwischen den Fingern und an der Ansatzstelle am Mund entweichen. Beim ersten Anzeichen eines Hustenreizes dosiert durch den Fausttunnel ein- und ausatmen. Beim Ausatmen blähen sich die Wangen auf (A), beim Einatmen ziehen sie sich nach innen (B). Das Ein- und Ausatemmanöver durch den Fausttunnel solange wiederholen, bis der Reiz überwunden ist. Den Blasdruck dosieren! Es dürfen keine Zeichen der intrathorakalen Druckerhöhung auftreten, z.B. Rotfärbung des Kopfes, Hervortreten der Hals- und Schläfenvenen (C).
Die Wirkung der allgemein bekannten Husten-Vermeidungstechniken wie Trinken, Bonbon Lutschen und Speichel Schlucken zielt auf Beruhigung der Chemo-Hustenrezeptoren im Mund-Rachen-Raum. Diese Techniken lassen sich mit den oben beschriebenen beiden Techniken kombinieren.

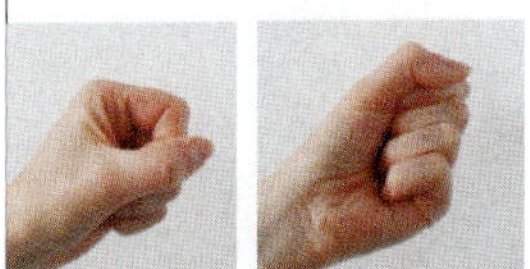

Fausttunnel

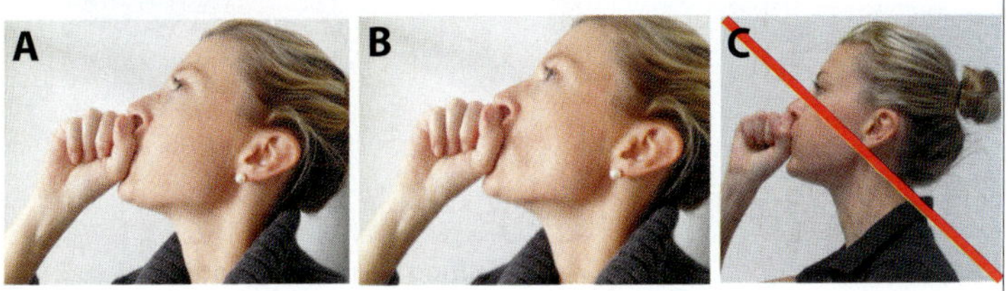

Wirkmechanismus:

Hier wirkt eine starke in- und exspiratorische intrabronchiale Druckschwankung und Strömungsverlangsamung dämpfend auf die bronchialen Mechano-Hustenrezeptoren. Allerdings kommt es bei dieser Technik zu einer leichten intrathorakalen Druckerhöhung. Diese ist aber einer unkontrolliert starken intrathorakalen Druckerhöhung, wie sie bei längeren Hustenattacken entstehen, vorzuziehen.

Ergänzung:

"PEP-Husten" bei tracheobronchialer Instabilität: Zusätzlich eignet sich der Fausttunnel als *positive expiratory pressure*-Technik (PEP-Technik). Diese körpereigene Stenose wird bei produktiv aber ineffektivem Husten auf Grund von tracheobronchialer Instabilität eingesetzt. Dabei wird zur Aufrechterhaltung des intrabronchialen Druckes gegen den Widerstand des Fausttunnels gehustet.
Kontrolle: Um den notwendigen positiven Ausatemdruck zu erzeugen, müssen sich auch hierbei die Wangen leicht blähen (siehe Abb. A).

6.1.1.3. Das Huffing

Technik:

Im Gegensatz zum Hustenmechanismus fehlt beim Huffing die betastende Kompressionsphase. Nach einer tiefen Einatmung wird nach kurzer Haltephase die Luft durch eine willkürliche, schnell durchgeführte Ausatmung mit offener Glottis und offenem Mund beschleunigt. Voraussetzung für die notwendige, kraftvolle Kontraktion der Bauchmuskulatur ist deren optimale Funktionsstellung mit aufgerichteter Wirbelsäule. Wichtig ist es, den Mund weit zu öffnen und die Luft ohne Stimmbandschluss auf die Buchstabenkombination "Hhooof" schnell auszuhauchen. Erfahrungsgemäß ist ein zweigeteiltes Huffing "Hoo-Hooofff" wirkungsvoller als ein einfaches "Hooof".

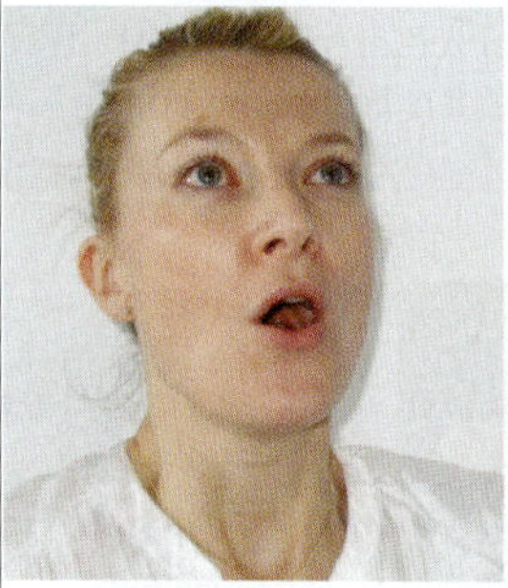

Huffing

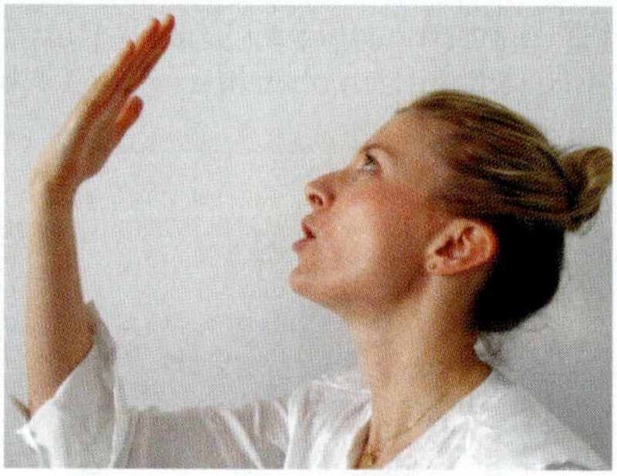

Huffing gegen die Hand

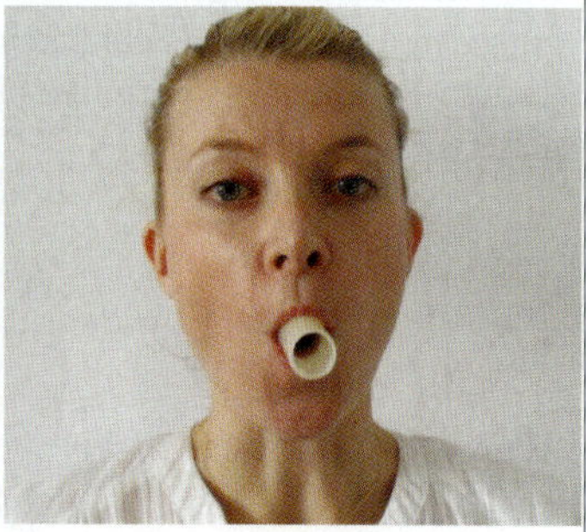

Huffing mit Rohr unterstützt offene Mundstellung

Wirkmechanismus:

Neben Räuspern ist das Huffing eine weitere schonende Selbsthilfetechnik zur Sekretentfernung aus den zentralen Atemwegen. Durch Aussparung der Kompressionsphase entwickelt sich beim Huffing im Vergleich zum Husten ein deutlich geringerer transmuraler Druck mit wesentlich geringerer kardialer Belsatung (Transmuraler Druck: beim Räuspern: 20-30 mmHg, beim Huffing: 38 mmHg, beim Husten: >120 mmHg).

6.1.2. Erlernen von Selbsthilfetechniken zur Anregung der Dickdarmperistaltik bei funktioneller Obstipation

Funktionelle Darmträgheit hat ihre Ursache im Bereich der Dickdarmperistaltik. Sie wird begünstigt durch Stress, ballaststoffarme Ernährung, geringe Flüssigkeitsaufnahme und Bewegungsmangel.

Neben Ernährungsumstellung und Stressabbau haben ruhige tiefe Zwerchfellatmung, leichte körperliche Aktivität wie Spazierengehen und spezielle Bewegungen der Lendenwirbelsäule eine anregende Wirkung auf die Dickdarmperistaltik. Die folgenden Maßnahmen zur Anregung der Verdauung können von Menschen mit P(A)H unter Beachtung der gewohnten Regeln gefahrlos durchgeführt werden.

Wissen im Detail:
Darmperistaltik

- Unter Darmperistaltik versteht man ein wellenförmiges Anspannen glatter Ring- und Längsmuskulatur der Darmwände. Durch diese rhythmischen Muskelkontraktionen wird der Darminhalt transportiert ("Darmpassage"). Während der Dünndarm für die Aufnahme der Nährstoffe zuständig ist, werden im Dickdarm Flüssigkeit und Elektrolyte aus dem verbrauchten Nahrungsbrei rückresorbiert und dem Körper wieder zugeführt. Gesteuert wird die Darmperistaltik über einen Eigenrhythmus der glatten Darmmuskulatur und das vegetative Nervensystem.
- Die Passage des Darminhaltes durch den Dickdarm soll zügig von statten gehen. Ist die Verweildauer zu lange, trocknet der Darminhalt zu stark aus und wird hart. Ein harter, trockener Stuhl bereitet Probleme bei der Defäkation und regt zur gefährlichen Pressatmung an.
- Im Absteigenden Ast des Dickdarms befördert die große "Dickdarmbewegung" den Darminhalt in Richtung Anus. Sie tritt ca. 1-3 mal täglich auf.

6.1.2.1. Ruhige tiefe Zwerchfellatmung

Technik:

☞ Übungen zur Atemwahrnehmung und Atemvertiefung (z.B. Basaltexte und Kontaktatmung)

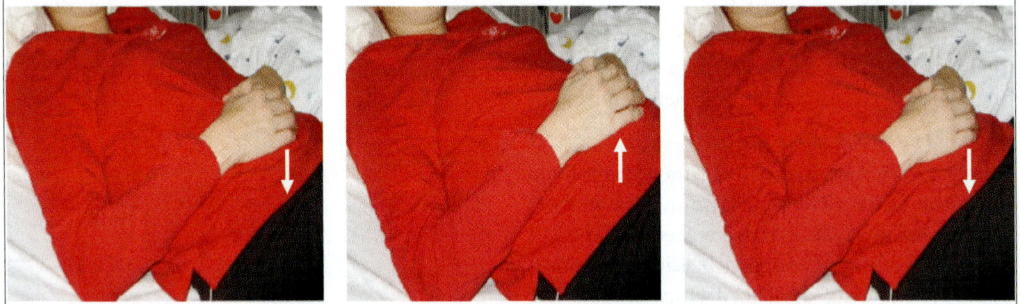

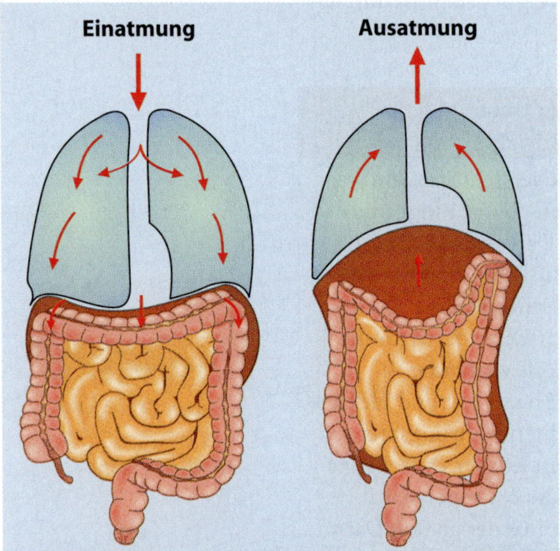

Bei tiefer Zwerchfell-Einatmung engt das Zwerchfell den Bauchinnenraum ein. Bei der Ausatmung sinkt der Druck im Bauchinnenraum wieder. Auf die Peristaltik wirkt die Zwerchfellatmung:

→ über mechansiche "Darmwalkung"
→ über Druckschwankungen im Bauchinnenraum
→ über das vegetative Nervensystem
→ über allgemeine Entspannung

Ziele:

- Beschleunigung der Darmpassage im Dickdarm durch Anregung der Darmperistaltik
- Anregung der großen Dickdarmbewegung vor dem Toilettengang

Wirkmechanismus:

- Vegetative Anregung des Parasympathikus, der für die unwillkürliche Peristaltik des Dickdarms verantwortlich ist
- Ruhig wechselnde intraabdominelle Drücke
- Mechanische Stimulation des Dickdarms

6.1.2.2. Aktive Bauchwelle (nach S. Weise)

Technik:

1. Aufrechte Körperposition (Sitz/Stand), Hände zur Kontrolle auf den Bauch
2. Tiefe ruhige Zwerchfellatmung bewirkt einen vertikalen Kompressionsdruck auf die Bauchblase. Dabei wölbt sich die Bauchdecke nach vorne (2a)
3. Anschließend mit Anspannung der Bauchmuskulatur ausatmen. Die aktive Ausatmung soll ohne Pressatmung durchgeführt werden. Sie bewirkt durch Anspannen des Bauchmuskelkorsetts einen zirkulären Kompressionsdruck auf die Bauchblase (3a)

- **Bildliche Vorstellung:** Bauchnabel mit Bauchmuskulatur in Richtung Wirbelsäule ziehen
- Diese Übung sollte kurz vor dem persönlichen täglichen Defäkations-Zeitpunkt durchgeführt werden
- **Dosierung:** 3 × nacheinander durchführen, 3-5 × wiederholen, in den Pausen entspannte Zwerchfellatmung
- **Mögliche Fehlerquellen:** Pressatmung, Atembewegung zum Brustkorb hin ausgerichtet, "normale" Ausatmung ohne Hilfe der Bauchmuskeln, Baucheinziehen über das Zwerchfell

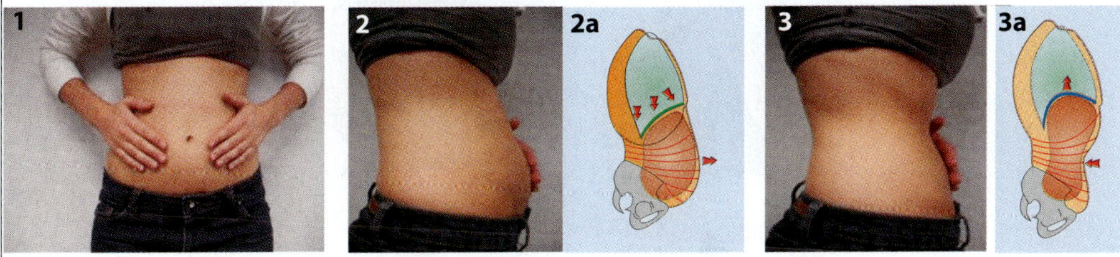

Bei der Einatmung die Bauchdecke mit dem Zwerchfell nach vorne drücken und während der Ausatmung mit der Bauchmuskulatur den Bauchnabel in Richtung Wirbelsäule ziehen.

Ziele:

- Beschleunigung der Darmpassage im Dickdarm durch Anregung der Darmperistaltik
- Anregung der großen Dickdarmbewegung vor dem Toilettengang

Wirkmechanismus:

- Ruhiger Wechsel von intermittierenden intraabdominalen Drücken
- Mechanische Stimulation des Dickdarms mit alternierenden Druckbelastungen
- Durch Wechsel von tiefer Zwerchfellatmung und Anspannen des Bauchmuskelkorsetts während der Ausatmung wird eine intermittierende Druckbelastung auf den Verdauungstrakt ausgeübt
- Die aktive Ausatmung darf nicht mit Pressatmung durchgeführt werden!
- Zur Kontrolle der Pressvermeidung Ausatmung auf den Buchstaben "F"

6.1.2.3. Leichte aktive Bewegungen der Lendenwirbelsäule

(☞ auch hubarme/-freie Mobilisation, Kap. 3.3.7.)

Technik:

- Aufrechter Sitz, Beine sind hüftbreit, Füße stehen unter den Knien
- Der Kopf bleibt fixiert im Raum stehen
- Die Hände werden zur Kontrolle auf das Brustbein gelegt
- Nun wird der Brustkorb unter dem Kopf und über dem Becken locker zu beiden Seiten gedreht (A/B)
- Die Bewegung wird relativ zügig durchgeführt, dabei fließt der Atem im eigenen Atemrhythmus
- Vorsicht, den Atem nicht anhalten und nicht zu schnell atmen!

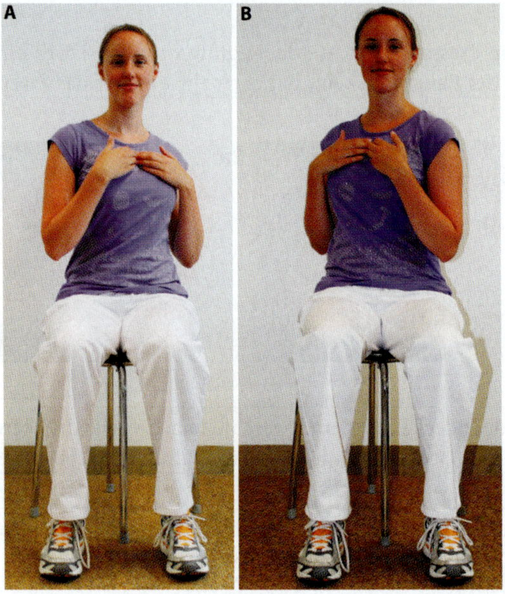

Ziele:

- Beschleunigung der Darmpassage im Dickdarm durch Anregung der Darmperistaltik

Wirkmechanismus:

- Wechsel von intermittierenden intraabdominalen Drücken

6.1.2.4. Technik zur Darmanregung: hubarme Beckenbewegungen mit Beugung und Streckung der Lendenwirbelsäule

(☞ auch hubarme/hubfreie Mobilisation, Kap. 3.3.7.)

Technik:

- Aufrechter Sitz, Beine sind hüftbreit, Füße stehen unter den Knien
- Hände werden zur Kontrolle auf das Brustbein gelegt
- Unter dem Brustkorb und über den Beinen bewegt sich das Becken locker über seine Sitzbeinhöcker nach vorne und hinten
- Kopf und Brustkorb bewegen sich dabei kaum
- Die Übung sollte ungefähr im Zweisekundenrhythmus durchgeführt werden
- Die Atmung fließt dabei locker

A Bewegt sich das Becken nach vorne, richtete sich die Wirbelsäule auf und die Lendenwirbelsäule wird in Hohlkreuzposition geschoben (☞ Abb. A)

B Bewegt sich das Becken nach hinten, wird die Lendenwirbelsäule gebeugt (☞ Abb. B)

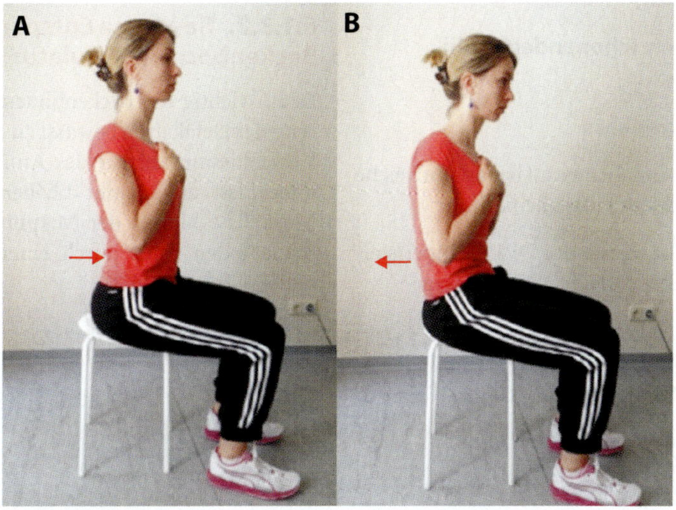

Ziele:

- Beschleunigung der Darmpassage im Dickdarm durch Anregung der Darmperistaltik

Wirkmechanismus:

- Wechsel von intermittierenden intraabdominalen Drücken

6.1.3. Selbsthilfetechnik zur Stuhlentleerung unter Vermeidung von Pressatmung

Hoher Pressdruck belastet das Herz-Kreislauf-System und sollte bei der Defäkation von Menschen mit Herzinsuffizienz unbedingt vermieden werden. Denn beim Pressen erhöht sich nicht nur der Druck im Bauchraum, sondern es entsteht auch eine gefährliche Druckerhöhung innerhalb des Brustkorbs. Diese sog. intrathorakale Druckerhöhung kann sich auf das vorgeschädigte rechte Herz von Menschen mit P(A)H gefährlich auswirken (☞ Kap. 3.3.).

6.1.3.1. Regeln und Technik zur herzschonenden Stuhlentleerung

Regeln zur herzschonenden Stuhlentleerung

- Allgemeiner Stressabbau
- Umstellung der Ernährung auf ballaststoffreiche Kost und angepasste Flüssigkeitszufuhr
- Übungen zur Anregung der Dickdarmperistaltik und Beschleunigung der Darmpassage
- Der Toilettengang sollte täglich regelmäßig zu einer bestimmten Zeit erfolgen. Bei den meisten Menschen ist dies die Zeit nach dem Frühstück
- Regen Sie die Defäkation vor dem Gang zur Toilette durch die "aktive Bauchwelle" an

Technik

- Nehmen Sie sich ausreichend Zeit für den Toilettengang
- Auf der Toilette atmen sie entspannt tief und ruhig mit dem Zwerchfell, so dass sich die Bauchwand bei jeder Einatmung weit nach vorne wölbt. Wiederholen Sie diese ruhige Zwerchfellatmung für einige Zeit. Sie stimuliert die Dickdarmperistaltik

6.1.3.2. Bewusste Entspannung der Beckenbodenmuskulatur

Es ist wichtig die Beckenbodenmuskulatur während der Defäkation bewusst zu entspannen. Diese Verschlussmuskulatur des Anus kann bei Stress unbewusst angespannt bleiben. Der wichtigste Muskel ist hierbei der M. puborectalis. Er verschließt den Anus durch einen sog. "Knickverschluss" (☞ Abb. 6.2).

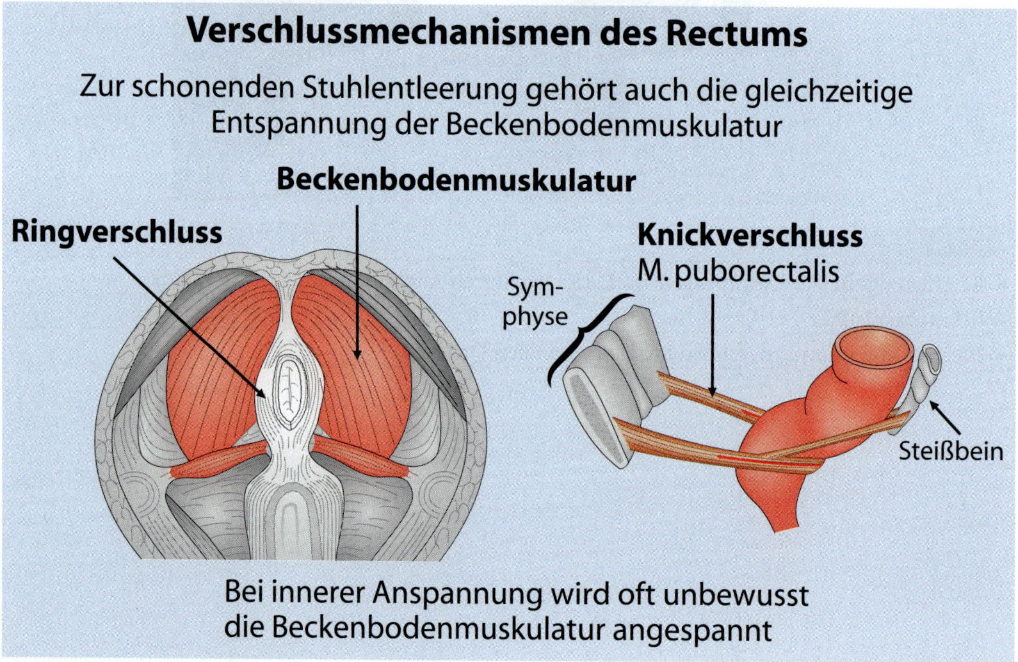

Abb. 6.2: Verschlussmechanismen des Rectums.

Übung zur Kontrolle der Beckenbodenspannung: Spannen Sie kurz den Beckenboden bewusst an, dabei wird der Anus leicht innerlich in Richtung Bauchnabel angehoben. Dann entspannen Sie den Beckenboden wieder, dabei senkt sich der Anus nach unten. Behalten Sie nun diese entspannte Muskulatur bei.

6.1.3.3. Forcierte Ausatemtechnik

Nun beginnen Sie mit der Ausatmungstechnik: Nach jeder ruhigen tiefen Einatmung mit dem Zwerchfell wird die Ausatmung mit Hilfe der Anspannung des Bauchmuskelkorsetts angeschoben. Dabei zieht sich die Bauchwand in Richtung Wirbelsäule (☞ Abb. 6.3).

Zur Vermeidung einer Pressatmung soll dabei auf den Buchstaben "F" ausgeatmet werden. Diese Technik treibt den Stuhlgang schonend in Richtung Anus.

Zusammengefasst: 5 Merkpunkte zur schonenden Stuhlentleerung
• 1. Ausreichend Zeit nehmen • 2. Tiefe ruhige Zwerchfellatmung • 3. Bewusste Entspannung des Beckenbodens • 4. Ausatmung mit aktiver Anspannung des Bauchmuskelkorsetts • 5. Zur Pressvermeidung auf den Buchstaben "F" ausatmen.

Tipp:	Auf weiche Stuhlkonsistenz achten durch ballaststoffreiche Ernährung
	z.B. mit Hilfe von Flohsamenschalen • pflanzliches Quellmittel als Darmregulans (indische Pflanze "Plantago ovata") • macht den Stuhl weich und voluminös • kann sowohl bei Verstopfung als auch bei Durchfall eingesetzt werden • Flohsamenschalen können mehr als das 50-fache an Wasser binden • Volumenzunahme des Stuhls im Darm regt die Darmperistaltik an • fördern das Wachstum darmfreundlicher Bakterien • wirkt positiv auf den Cholesterinspiegel Flohsamenschalen müssen mit ausreichend Flüssigkeit genommen werden. **Anwendung nur nach Rücksprache mit dem behandelnden Arzt!**

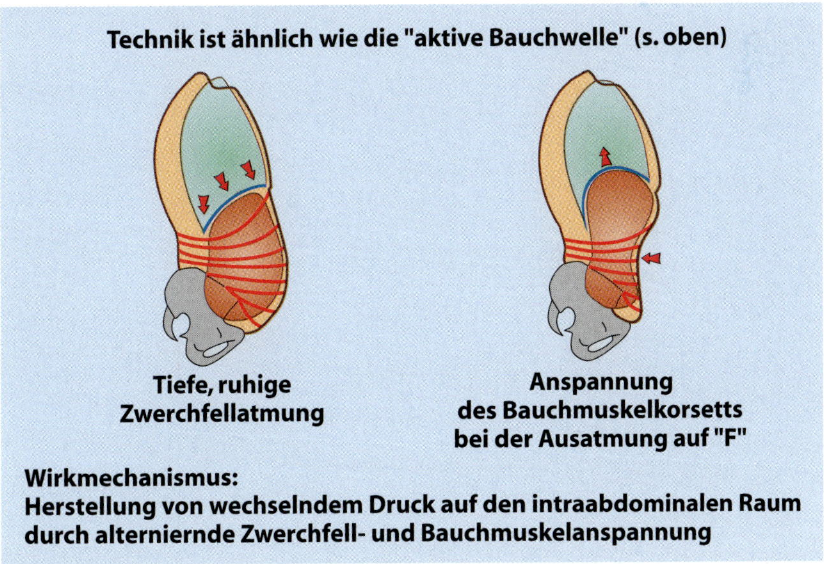

Abb. 6.3: Zwerchfelleinatmung und Bauchmuskelanspannung bei Ausatmung. Modifiziert nach Van den Berg, 2001.

Aktivitäten des täglichen Lebens (ADL)

7. Aktivitäten des täglichen Lebens (ADL)

Übersichtsseite für Physiotherapeuten

7.0. Funktionelles Problem durch Überlastungen bei Alltagsaktivitäten (ADL)

- Hohe kardiale Belastungsspitzen durch unkontrollierte Vorlasterhöhung bei anstrengenden alltäglichen Tätigkeiten bei Menschen mit P(A)H
- Unkontrollierte Vorlasterhöhung beim Bücken, insbesondere in Kombination mit Pressatmung
- Unkontrollierte Vorlasterhöhung beim Wiederhinlegen nach nächtlichem Toilettengang
- Kardiale Belastung durch Hektik und fehlerhaftes Zeitmanagement

Physiotherapeutische Ziele

- Erkennen und Vermeiden von herzbelastenden Bewegungsabläufen bei Alltagsaktivitäten
- Beurteilung des Anstrengungsgrades bevorstehender Tätigkeiten
- Verstehen, Erlernen und Automatisieren von ergonomischen Ersatzbewegungen mit geringer kardialer Belastung, auch in Kombination mit Pressvermeidung
- Erlernen energiesparender Strategien zur Durchführung körperlicher Aktivitäten
- Angemessene Zeit- und Pausenplanung

Angenommene Wirkmechanismen

- Patientengerechte Aufklärung der Pathophysiologie der P(A)H
- Eigenverantwortlicher Umgang mit den eigenen Defiziten und Belastungsgrenzen
- Ausreichend Zeit einplanen
- Vermeidung plötzlicher Vorlasterhöhung durch Schwerkrafteinfluss und Pressatmung

Physiotherapeutische Maßnahmen

7.1. Mögliche Überlastungen bei Alltagsaktivitäten (ADL)

Aktivitäten des täglichen Lebens (Abkürzung für engl. *"activities of daily living"*, kurz ADL) ist eine Bezeichnung für immer wiederkehrende Tätigkeiten zur Erfüllung der physischen und psychischen menschlichen Grundbedürfnisse, die bei Erkrankungen und im Alter Schwierigkeiten bereiten können [Pschyrembel 258. Auflage, De Gruyter-Kristof Beyer]. Hierzu zählen beispielsweise Körperhygiene, Sauberhalten der Wohnung, Zubereiten und Einnahme von Mahlzeiten, Mobilität u.a.m.. Im Kontext der physiotherapeutischen Übungen bei P(A)H bezieht sich der Begriff ADL vorrangig auf die Mobilität der Patienten wie (Auf)stehen, Bücken, Treppensteigen und Tragen von schweren Gegenständen. Über eine Verknüpfung von geistiger Visualisierung komplexer Bewegungsabläufe und einer Kopplung von Atmung und Bewegung zeigen die hier aufgeführten Übungen die herzschonende Durchführung von Bewegungsabläufen. Im Weiteren werden Beispiele für eine schonende Ausführung der täglichen Hausarbeiten wie beispielsweise Fegen, Staubsaugen oder Bettenbeziehen aufgeführt. Diese dienen als Anregung für den Patienten, mit Hilfe der erlernten Techniken eigenständig komplexe Bewegungsabläufe des Alltags in Teilschritte zu strukturieren und richtig umzusetzen.

Mentales Training ist hierbei von grundlegender Bedeutung und beinhaltet die individuelle Einschätzung und Einteilung der erforderlichen Kraft, ein Portionieren der Bewegung in Einzelschritte sowie eine Verknüpfung von Atmung und Mobilität. Hierbei komplettieren die Schulung der Nasenatmung und die Vermeidung chronischer Hyperventilation als sekundäre Maßnahmen die korrekte Dynamik.

Wichtig zu wissen ist, dass viele Verrichtungen des Alltags ab einem bestimmten Stadium der Rechtsherzinsuffizienz nicht mehr durchgeführt werden dürfen. Dazu gehören bspw. bewegungsintensive Arbeiten wie Fensterputzen oder Staubsaugen. Dies sollte unbedigt mit dem behandelnden Arzt besprochen werdem.

Zusammenfassung
• vor einer Anstrengung den Bewegungsablauf mental visualisieren und in eine Abfolge unterteilen • auf eine richtige Kombination von Atmung und Bewegung achten, d.h. vor jeder Muskelanstrengung einatmen und während der Belastung hörbar ausatmen /die Anstrengung mit der Ausatmung verbinden • Pressatmung während einer Aktivität vermeiden • Tätigkeiten niemals in Rumpf vorgebeugter gebückter Stellung ausführen • auf Anstrengungszeichen des Körpers achten und bewusst wahrnehmen

7.1.1. Aufstehen

7.1.1.1. Aufstehen aus der Rückenlage

Ausgangsstellung und Ruhestellung (A):	*Durchführung:*
• Rückenlage am Bettrand (gewünschte Ausstiegsseite)	• Nach einer kurzen Einatmung mit der Ausatmung die Beine nacheinander anstellen (B) • Mit der darauffolgenden Ausatmung Beine und Rumpf zusammen zur Seite drehen und zwei bis drei ruhige Atemzüge zwischenatmen (C) • Mit der darauffolgenden Ausatmung Beine aus dem Bett hängen und über Unterarm- (D) und Handstütz (E) nach einer kurzen Einatmung mit der Ausatmung in den Sitz kommen (F) • Dort einen Moment pausieren und entspannt weiteratmen und erst nach einer ausreichend langen Pause in den Stand kommen

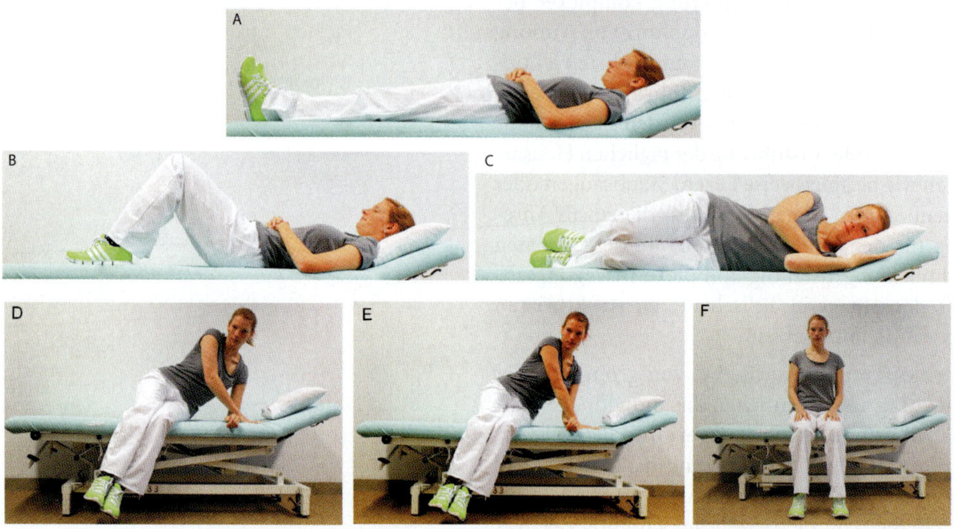

Ziele:

- Kraftersparnis und Vermeidung von Atemnot durch Einteilung komplexer Bewegungsabläufe in Teilschritte
- Vermeidung der Überlastung durch Pressatmung beim Hochstützen aus horizontaler Lage
- Beim Hinlegen langsame Adaption des Herzens an die steigende Vorlast (☞ Kap. 7.5.2.)

Tipp:

- Ein erhöht gelagerter Oberkörper (20-30° oder oberhalb des Herzniveaus) mindert die Herzbelastung im Liegen

7.1.1.2. Aufstehen aus dem Sitz

Ausgangsstellung und Ruhestellung:	*Durchführung:*
• Aufrechter Sitz auf der vorderen Stuhlhälfte • Dabei die Füße entweder parallel unterhalb der Knie oder in Schrittstellung (hinterer Fuß unter der Sitzfläche) positionieren (A1/A2)	• Nach einer kurzen Einatmung mit der Ausatmung den Oberkörper nach vorne lehnen (B) und mit den Händen auf den Oberschenkeln/Knien abstützen. Dabei verlagert sich das Gewicht auf die Füße und das Gesäß kann von der Unterlage abgehoben werden (C) • Nun in den Stand kommen und gerade aufrichten (C+D) • In dieser Stellung einen Augenblick pausieren und ruhig weiteratmen

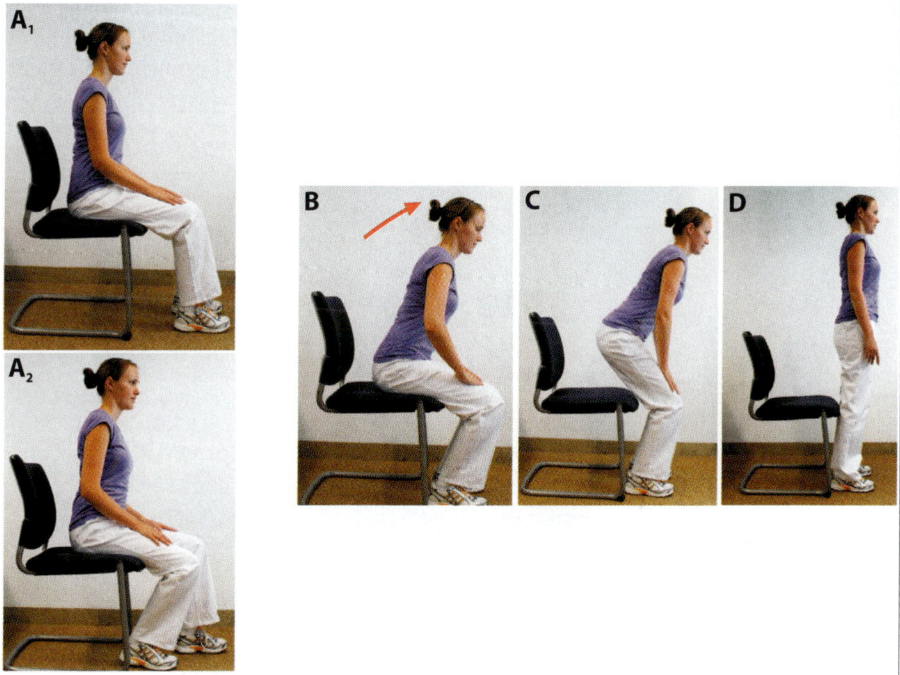

Ziele:

- Kraftersparnis und Vermeidung von Atemnot und Pressatmung durch Gewichtsverlagerung nach vorne beim Wechsel aus dem Sitz in den Stand
- Durch hohe Pressgefahr ist hier zuvor die Visualisierung des Bewegungsablaufs in Kombination mit der Ausatmung von besonderer Bedeutung

7.1.1.3. Von vertikaler zurück in horizontale Ausgangsstellungen

Beim Wechsel zurück in horizontale Lagen steigt die Vorlast und belastet die rechte Herzkammer. Deshalb ist es wichtig, dass Menschen mit P(A)H auch das Hinlegen in Etappen durchführen. Zur langsamen Adaptation des Herzens an die Vorlasterhöhung soll in jeder Zwischenstufe solange pausiert werden, bis keine kardialen Belastungszeichen wie Schwindel, Herzklopfen und Atemnot spürbar sind.

Ausgangsstellung (A_1):

- Vom Stand in den Sitz am Bettrand (A_2)
  - Im Sitz eine längere Pause von fünf bis zehn Atemzügen einlegen und dabei ruhig durch die Nase in den Bauch atmen
  - In dieser Zeit kann sich das Herz langsam an die steigende Vorlast anpassen

Durchführung:

- Nach einer kurzen Einatmung mit der Ausatmung vom Sitz in den Seitstütz wechseln (B). In dieser Stellung drei bis fünf ruhige Atemzüge durch die Nase in den Bauch durchführen
- Dabei hängen die Beine noch aus dem Bett nach unten (C). Auch in dieser Stellung solange pausieren, bis keine kardialen Belastungszeichen mehr spürbar sind. Erst dann nach einer kurzen Einatmung mit der Ausatmung die Unterschenkel hochnehmen (D) und sich in die Rückenlage drehen (E/F)

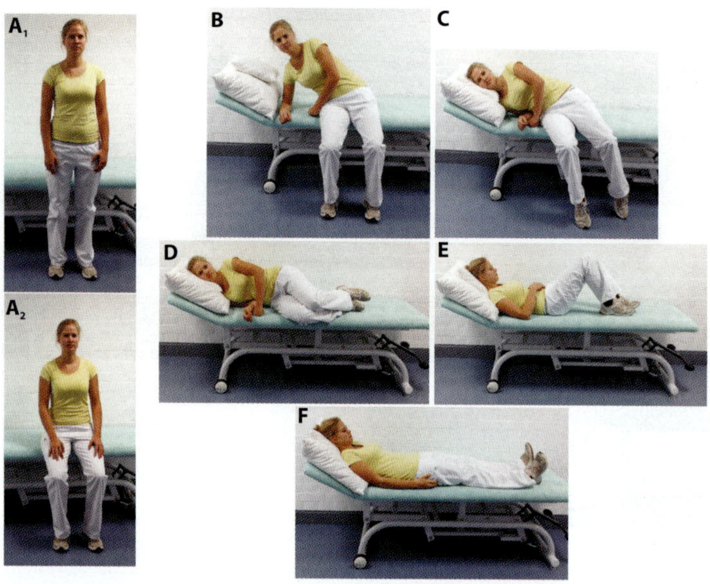

Ziel:

- Vermeidung von kardialen Belastungsspitzen durch plötzliche Vorlasterhöhung bei Lagewechsel vom Stand zum Liegen. Durch Einteilung in Teilschritte mit langen Pausen wird eine langsame kardiale Anpassung an die zunehmende Vorlast in horizontalen Stellungen erreicht

Hinweis:

- Ein häufiges Problem bei Menschen mit P(A)H ist die plötzliche Vorlasterhöhung beim wiederhinlegen beim nächtlichen Toilettengang. Für alle die beim wiederhinlegen unter Herzrasen oder Atemnot leiden ist es wichtig, sehr lange Pausen zwischen den einzelnen Schritten des Hinlegens einzulegen.

7.1.2. Bücken

7.1.2.1. Bücken mit Hilfsmittel

Ausgangsstellung und Ruhestellung (A):	*Durchführung (B_{1-6}):*
• Zuerst den aufzuhebenden Gegenstand mit dem Fuß oder einem anderen Hilfsmittel dicht neben den Stuhl schieben • In Schrittstellung neben den Stuhl stellen • Vorsicht! Nicht mit dem ganzen Gewicht auf die Stuhllehne stützen! Kippgefahr bei Gewichtübergabe auf die Stützhand! Besser die Sitzfläche zum Abstützen verwenden	• Nach einer kurzen Einatmung mit der Ausatmung in den Halbkniestand gehen • Nach einer kurzen Einatmung mit der Ausatmung nach vorne beugen, den Gegenstand greifen und den Oberkörper wieder aufrichten • Nach einer kurzen Einatmung mit der Ausatmung auf dem Stuhl abstützen und über die Schrittstellung in den Stand kommen • In dieser Stellung einen Augenblick pausieren und ruhig weiteratmen

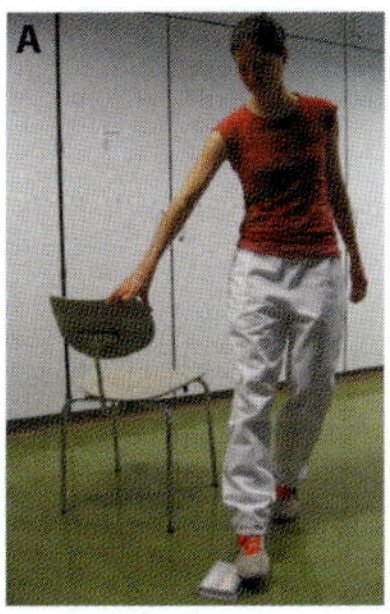

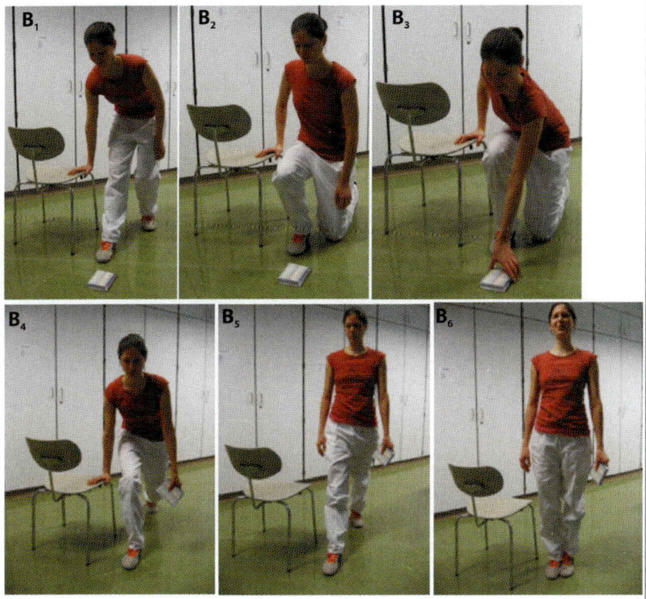

Ziele:

- Vermeidung von kardialen Belastungsspitzen durch Rumpfvorbeuge und Pressatmung
- Bewegungsablauf in Kombination mit der Atmung zuvor in Teilschritten visualisieren
- Vor jeder Kraftanspannung kurz durch die Nase atmen und während der Belastung hörbar durch die gespitzen Lippen ausatmen

Tipp:

Wenn möglich langstielige Greifhilfe verwenden

7.1.2.2. Bücken ohne Hilfsmittel

Ausgangsstellung und Ruhestellung (A):	*Durchführung:*
• Stand: Füße parallel	• Nach einer kurzen Einatmung mit der Ausatmung mit einem Bein einen großen Schritt nach hinten gehen • Der Oberkörper neigt sich dabei leicht nach vorne, bleibt aber gestreckt (B) • Die Hände werden auf dem vorderen Oberschenkel abgestützt • Nach einer kurzen Einatmung mit der Ausatmung senkt sich das hintere Knie zum Boden in den Halbkreisstand (C) • Ruhig weiter atmen • Nach einer kurzen Einatmung mit der Ausatmung den Oberkörper in gestreckter Haltung nach vorne neigen und den Gegenstand aufheben oder wahlweise zum Beispiel auch Schuhe binden (D) • Zurück in die Ausgangsstellung: nach einer kurzen Einatmung mit der Ausatmung die Hände auf dem vorderen Knie abstützen und wenn nötig unter Zuhilfenahme der anderen Hand vom Boden abdrücken • Dabei das Gewicht nach vorne bringen und in den Stand kommen • In dieser Stellung einen Augenblick pausieren und ruhig weiteratmen (A)

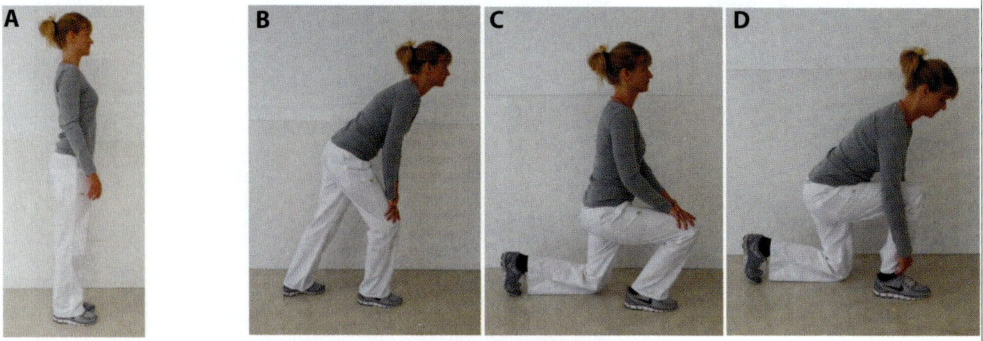

Ziele:

- Vermeidung kardialer Belastungsspitzen durch Rumpfvorbeuge mit tiefem Oberkörper und Pressatmung
- Bewegungsablauf zuvor in Teilschritten visualisieren
- Vor jeder Muskelanspannung kurz durch die Nase atmen und während der Belastung hörbar durch die gespitzen Lippen ausatmen

Tipp:

- Diese Bewegungsabfolge setzt eine gute trainierte Kniestreckmuskulatur und ein gutes Gleichgewichtsvermögen voraus
- Das kräftigere und sichere Bein sollte immer vorne stehen. Dies ist bei den meisten Menschen das rechte Bein
- Bei Unsicherheit kann man sich zusätzlich neben dem vorderen Fuß auf dem Boden abstützen

7.1.3. Tragen von schweren Gegenständen

Ausgangsstellung und Ruhestellung (A):

Bsp.: einen Stuhl tragen

- Hinter den Stuhl stellen
- Die Hände befinden sich an der oberen Stuhllehne

Durchführung (B-D):

- Nach einer kurzen Einatmung mit der Ausatmung in eine leichte Kniebeuge gehen und Stuhl anheben (Gegenstand ökonomisch tiefer greifen)
- Der Rücken bleibt dabei aufgerichtet
- Den Gegenstand zwei bis drei Schritte tragen
- Mit geradem Rücken leicht in die Knie gehen und Stuhl absetzen
- Einen Augenblick pausieren und ruhig weiteratmen
- Bewegungsabfolge wiederholen, bis sich der Stuhl an der gewünschten Stelle befindet

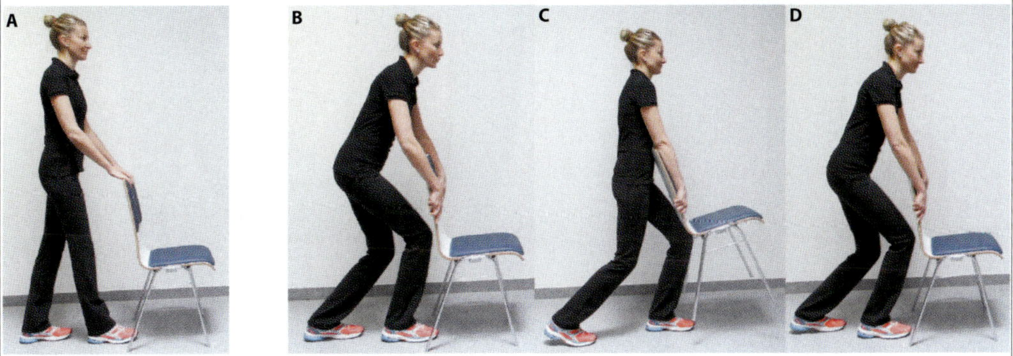

Ziele:

- Vermeidung kardialer Belastungsspitzen durch Überanstrengung und Pressatmung
- Bewegungsablauf zuvor in Teilschritten visualisieren
- Vor jeder Muskelanstrengung kurz durch die Nase atmen und während der Belastung hörbar durch die gespitzen Lippen ausatmen

Tipp:

- "Voratmen" und "Zwischenatmen", d.h. vor und zwischen den Bewegungsintervallen werden ca. 3 tiefe Atemzüge geatmet (durch die Nase in den Bauch atmen)
- Achten Sie auf einen geraden Rücken während der gesamten Bewegungsabfolge. So beugen Sie Haltungsschäden der Wirbelsäule vor

7.1.4. Schonende Ausführung der täglichen Haushaltsarbeiten

7.1.4.1. Umgang mit Gewichten

<table>
<tr><td>So bitte nicht!
• Achten Sie darauf, nicht schwer zu heben und zu tragen</td><td>Empfohlene Durchführung:
• Den gleichen Weg besser öfter und mit weniger Gewicht gehen</td></tr>
<tr><td>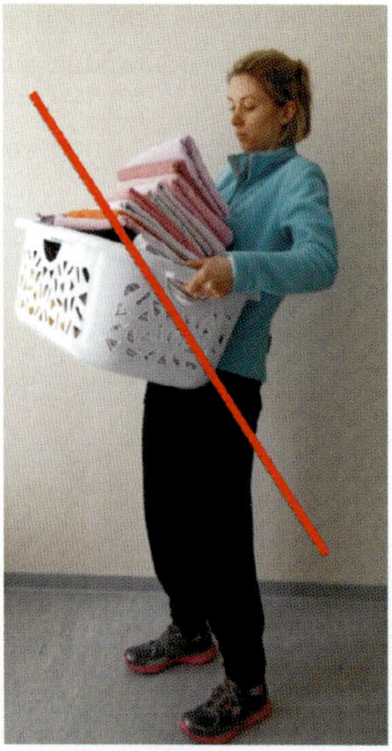</td><td>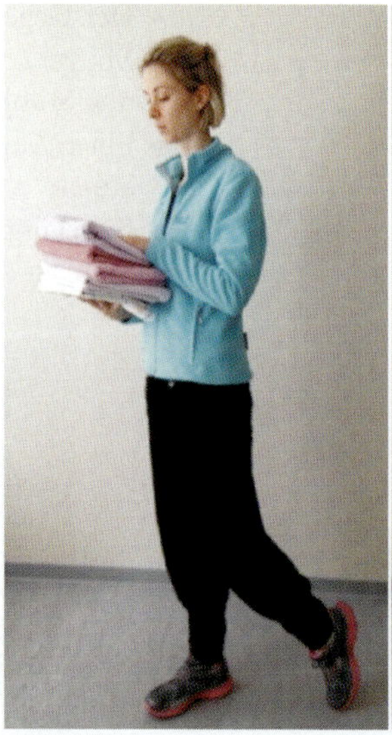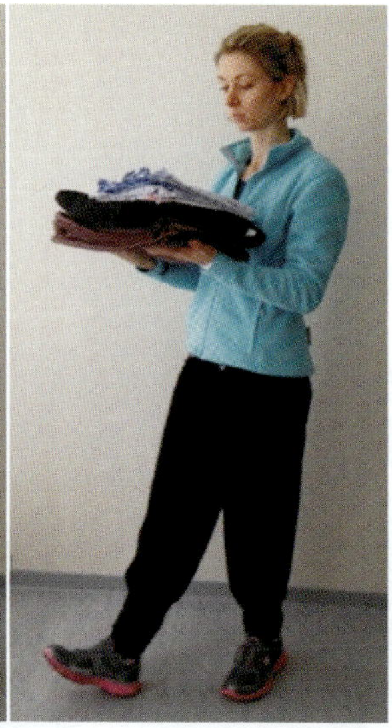</td></tr>
<tr><td colspan="2">Ziele:</td></tr>
<tr><td colspan="2">• Vermeidung kardialer Belastungsspitzen durch Überanstrengung und Pressatmung
• Bewegungsablauf zuvor in Teilschritten visualisieren
• Vor jeder Muskelanstrengung kurz durch die Nase einatmen und während der Belastung hörbar durch die gespitzen Lippen ausatmen</td></tr>
<tr><td colspan="2">Tipp</td></tr>
<tr><td colspan="2">• Achten Sie während der Durchführung von Hausarbeiten immer darauf, genügend Erholungspausen vorzuplanen und einzuhalten. Halten Sie beispielsweise inne und entspannen Sie mit Hilfe der erlernten Technik der "Kontaktatmung" (☞ Kap. 3.3.1.) indem Sie die Hände auf Bauch und Brust legen, die Augen schließen und ein paar ruhige Atemzüge durchführen</td></tr>
</table>

7.1.4.2. Beziehen von Betten

So bitte nicht! **Bsp.: Bettenbeziehen und Bettenaufschütteln** • Nie die Bettdecke weit nach oben halten und über dem Kopf ausschütteln, da sonst hohe Vorlasterhöhung droht! • Nie das Laken auf der gegenüberliegenden Bettseite einspannen und dabei die Matratze auf der Gegenseite anheben, da sonst hohe Pressgefahr droht!	*Empfohlene Durchführung:* • Achten Sie stets darauf: Beim Beziehen oder Aufschütteln der Bettdecke die Arme in Schulterhöhe zu halten und die Bewegung stets mit der Ausatmung zu kombinieren. Das Spannbetttuch nur auf der gleichen Seite aufziehen

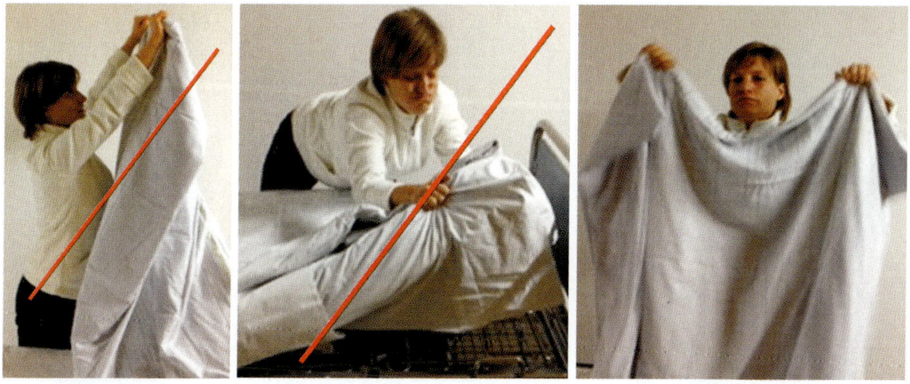

Ziele:
• Vermeidung kardialer Belastungsspitzen durch Überanstrengung und Pressatmung • Bewegungsablauf zuvor in Teilschritten visualisieren • Vor jeder Muskelanstrengung kurz durch die Nase einatmen und während der Belastung hörbar durch die gespitzen Lippen ausatmen

Tipp	• Planen Sie regelmäßig über den Monat anfallende Erledigungen und Hausarbeiten vor, mit einem großzügig erechneten Zeitplan. Vermeiden Sie Zeitdruck. Nehmen Sie sich für den Tag nicht zu viel vor. Berechnen Sie die Zeitdauer für Ihren momentanen Gesundheitszustand realistisch.

7.1.4.3. Saubermachen

So bitte nicht! **Bsp.: Auffegen** • Niemals in einer Vorbeuge Hausarbeiten verrichten, da sonst hohe Vorlasterhöhung in Kombination mit Pressgefahr droht!	*Empfohlene Durchführung:* • Achten Sie stets darauf, wenn möglich in die Knie zu gehen und den Oberkörper aufgerichtet zu lassen • Bevorzugen Sie jedoch einen langstieligen Kehrbesen

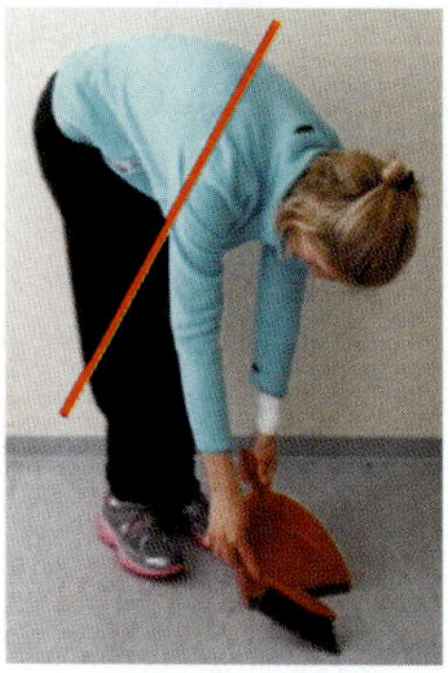

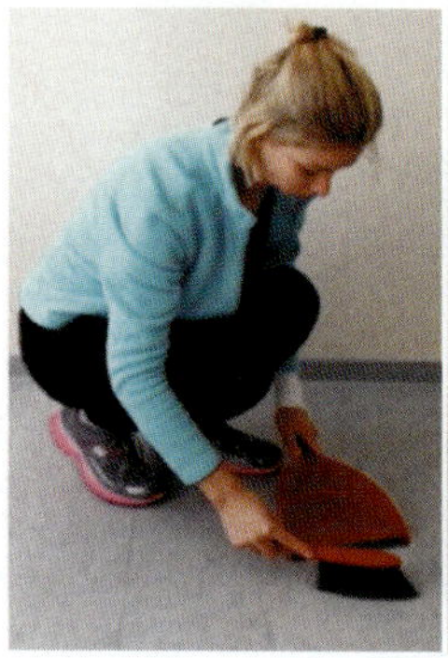

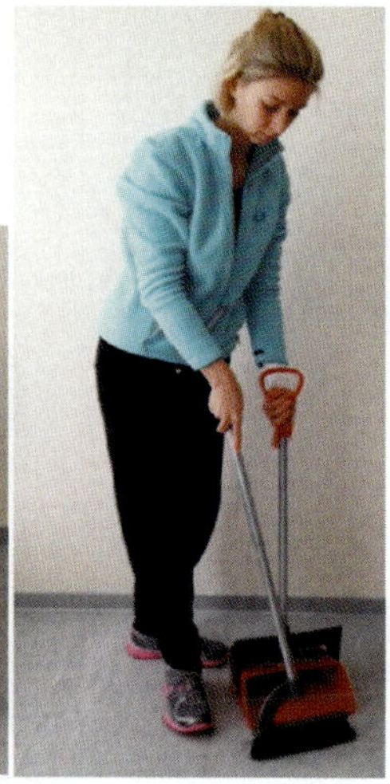

Ziele:

- Vermeidung kardialer Belastungsspitzen durch Überanstrengung und Pressatmung
- Bewegungsablauf zuvor in Teilschritten visualisieren
- Vor jeder Muskelanstrengung kurz durch die Nase einatmen und während der Belastung hörbar durch die gespitzen Lippen ausatmen

Tipp:

- Vermeiden Sie während der Durchführung von Hausarbeiten Zeitdruck. Setzen Sie Prioritäten und erledigen Sie das wichtigste zuerst. Planen Sie Pausen ein.

So bitte nicht! **Bsp.: Bodenwischen** • Niemals in einer Vorbeuge Hausarbeiten verrichten, da sonst hohe Vorlasterhöhung in Kombination mit Pressgefahr droht!	*Empfohlene Durchführung:* • Bevorzugen Sie eine leichte Teppichkehrmaschine für die Teppiche und für glatte Böden leichte Wischsysteme • Beim Wischen auf eine schwingende und leichte Bewegung achten. Den Rücken dabei immer gerade halten

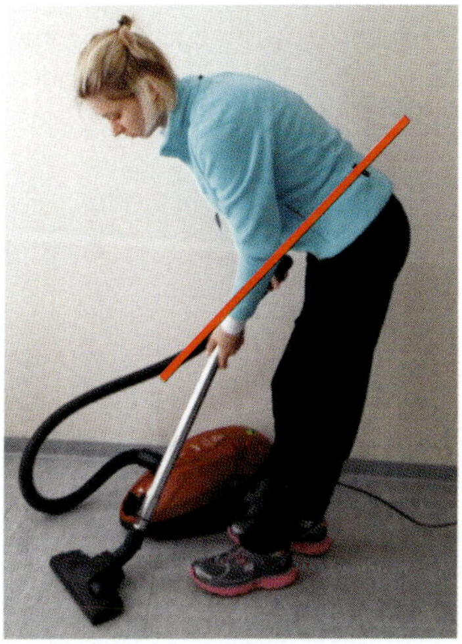

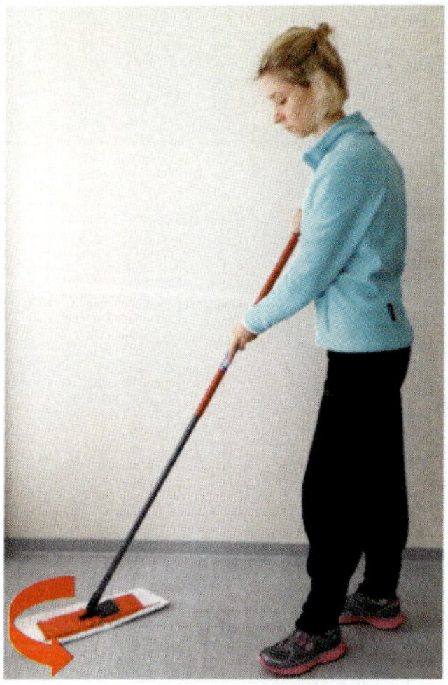

Ziele:

- Vermeidung kardialer Belastungsspitzen durch Überanstrengung und Pressatmung
- Bewegungsablauf zuvor in Teilschritten visualisieren
- Vor jeder Muskelanstrengung kurz durch die Nase einatmen und während der Belastung hörbar durch die gespitzen Lippen ausatmen

Tipp:

- Schränken Sie den Umfang schwerer Hausarbeiten ein. Setzen Sie Hilfsmittel ein, die die körperliche Belastung mindern. Organisieren Sie für schwere Hausarbeiten Hilfe.

7.1.5. Unterwegs

7.1.5.1. Schuhe binden

Ausgangsstellung und Ruhestellung:	*Durchführung:*
• Aufrecht sitzend auf einem Stuhl	• Nach einer kurzen Einatmung mit der Ausatmung den Fuß auf einen gegenüberstehenden Stuhl stellen und Schuhe binden *bzw.* • Nach einer kurzen Einatmung mit der Ausatmung einen Fuß über den anderen stellen und Schuhe binden

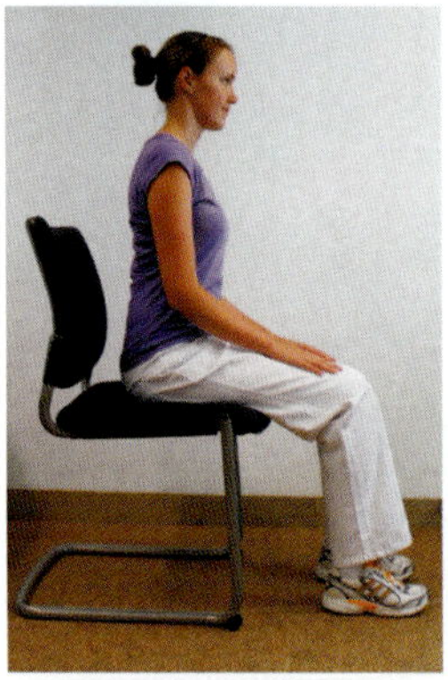

Ausgangsstellung

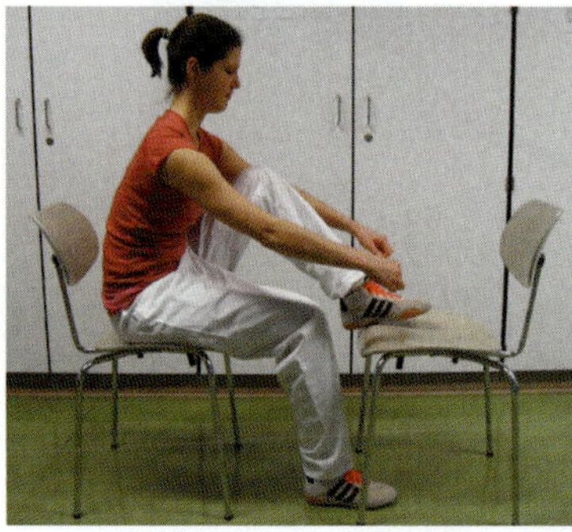

Mithilfe eines 2. Stuhls

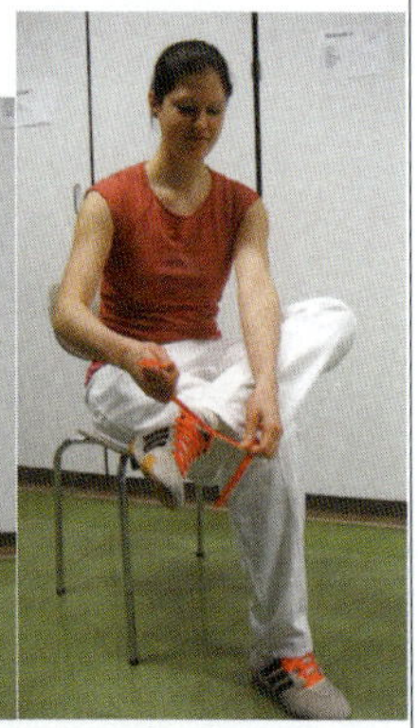

Im aufrechten Sitz

Ziele:

- Vermeidung kardialer Belastungsspitzen durch Überanstrengung und Pressatmung
- Bewegungsablauf zuvor in Teilschritten visualisieren
- Vor jeder Muskelanstrengung kurz durch die Nase atmen und während der Belastung hörbar durch die gespitzen Lippen ausatmen

Tipp:

Benutzen Sie Strumpf- und Schuhanziehhilfen, z.B. langstielige Schuhlöffel. Tragen Sie bevorzugt Slipper oder Schuhe mit Klettverschluss (Laschen vom Schuster festnähen lassen).

7.1.5.2. Treppensteigen – Technik der kurzen Belastungsintervalle

Ausgangsstellung und Ruhestellung (A):

Beim Treppensteigen muss das Körpergewicht durch die eigene Beinmuskelkraft pro Stockwerk ca. 3 Meter hoch gehoben werden. Dabei verbrauchen die Muskeln Sauerstoff zur Energieerzeugung. Das Herz muss also pro Minute mehr sauerstoffreiches Blut in den Körper pumpen. Die Energieleistung beim Treppensteigen entspricht in etwa einer Leistung von 0,7 Watt pro kg Körpergewicht auf dem Fahrradergometer, also ca. 60-100 Watt.

Pro Watt muss das Herzminutenvolumen um ca. 12 ml gesteigert werden. Langsames Gehen auf der Ebene entspricht ca. 0,25 Watt pro kg Körpergewicht. Dabei muss das Herz doppelt so viel Blutvolumen pro Minute pumpen wie in Ruhe. Beim Treppensteigen sind es ca. 3-4 Mal so viel Milliliter wie in Ruhe.

Um bei dieser Alltagsbelastung das Herz gezielt zu schonen ist es wichtig, die Belastung zu strukturieren und stets an die Kopplung von Atmung und Bewegung zu denken.

- Vor die erste Treppenstufe stellen
- Eine Hand am Geländer
- Das seitliche Abstützen des anderen Armes erleichtert die Atmung
- 3-4 Atemzüge durch die Nase in den Bauch "voratmen"

Durchführung:

- Nach einer kurzen Einatmung mit der Ausatmung drei Stufen nach oben gehen und pausieren (B)
- "Zwischenatmen", ca. drei ruhige Atemzüge durch die Nase in den Bauch (C)
- Nach einer kurzen Einatmung mit der Ausatmung drei Stufen erklimmen (D)
- "Zwischenatmen", ca. drei ruhige Atemzüge atmen (E)
- Nach einer kurzen Einatmung mit der Ausatmung drei Stufen erklimmen
- Erneut ca. drei ruhige Atemzüge zwischenatmen und den Bewegungsablauf bis zum Ende der Treppe in den aufgezeigten Teilschritten fortführen
- Im Anschluss einen Augenblick pausieren und ruhig weiteratmen ("nachatmen") durch die Nase in den Bauch

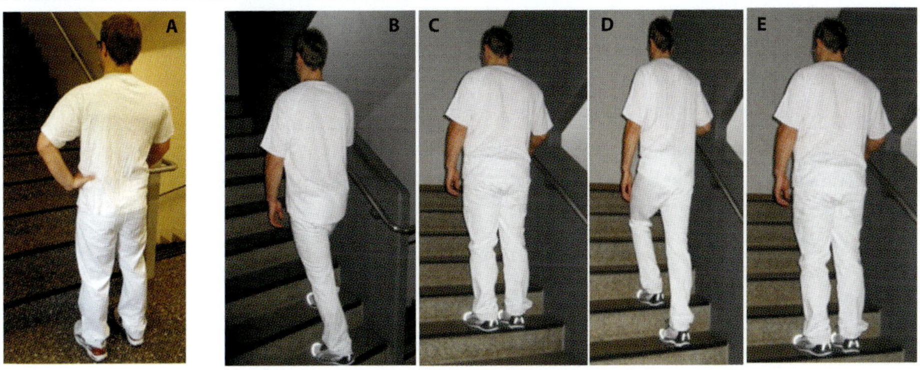

Ziele:

- Vermeidung kardialer Belastungsspitzen durch Überanstrengung: Die Technik der kurzen Belastungsintervalle in Kombination mit angemessenen langen Pausen (mit „Vor-, Zwischen- und Nachatmung"), kann die gesteigerte Energieleistung beim Treppensteigen kompensieren und so eine zu hohe kardiale Pumpleistung sowie einen zu starken Abfall der Sauerstoffsättigung nachweislich verhindern. Diese Technik lässt sich auf alle energieintensiven Dauerbelastungen übertragen.
- Bewegungsablauf vorher in Teilschritten visualisieren

Tipp:

- "Voratmen", "zwischenatmen" und "nachatmen", d.h. vor, zwischen und nach den Bewegungsintervallen der Bewegung werden ca. 3 tiefe Atemzüge geatmet (durch die Nase in den Bauch)

7.1.5.3. Umgang mit dem Rollator

Öffnen einer Türe:	*Schließen einer Türe:*
Bsp.: Pressvermeidung beim Öffnen schwerer Türen mit dem Rollator • Niemals nach vorne über den Rollator gebeugt eine schwere Türe öffnen ("Pressgefahr")	• Achten Sie darauf, schwere Türen immer rückwärts mit dem Körper aufzudrücken und Ihre Atmung mit der Bewegung so zu koppeln, dass Sie bei dem Kraftaufwand ausatmen

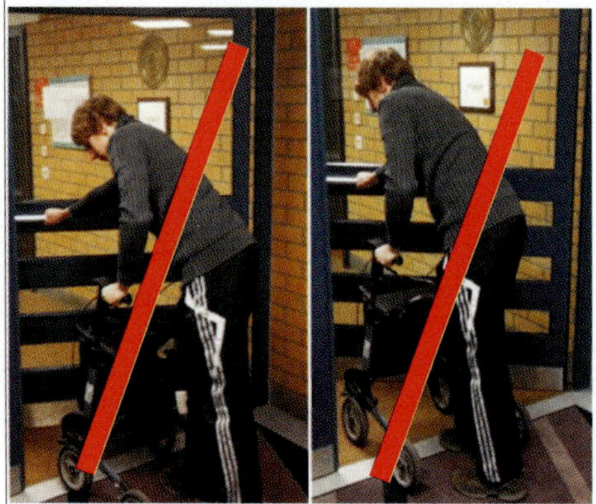

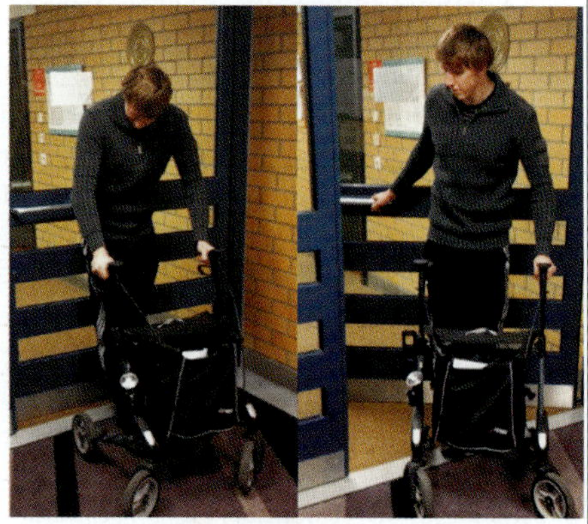

Ziele:

- Vermeidung kardialer Belastungsspitzen durch Überanstrengung und Pressatmung
- Bewegungsablauf zuvor in Teilschritten visualisieren
- Vor jeder Muskelanstrengung kurz durch die Nase atmen und während der Belastung hörbar durch die gespitzen Lippen ausatmen

Tipp:

- Schwere Gegenstände wie beispielsweise Einkäufe oder auch den Sauerstoffkondensator im Rollatorkorb transportieren. Die Bank des Rollators eignet sich ideal für kleine Erholungspausen

7.1.5.4. Anlegen eines Sicherheitsgurtes

Ausgangsstellung:	*Durchführung:*
Für einen optimalen Schutz im Straßenverkehr ist das Anlegen eines Sicherheitsgurtes im Auto unumgänglich. Hierbei liegt der Beckengurt möglichst stramm über die Oberschenkel und der Brustgurt verläuft in Schultermitte. • Aufrecht sitzend im Auto	• Nach einer kurzen Einatmung mit der Ausatmung den Gurt bewusst kontrolliert mit der linken Hand horizontal aus der Halterung ziehen (A) • Mit der rechten Hand das metallene Ende des Gurtes in diagonaler Bewegung in den dazugehörigen Gurthalter führen und einrasten lassen (Dabei steuert die linke Hand die Länge des Sicherheitsgurtes.) (B)

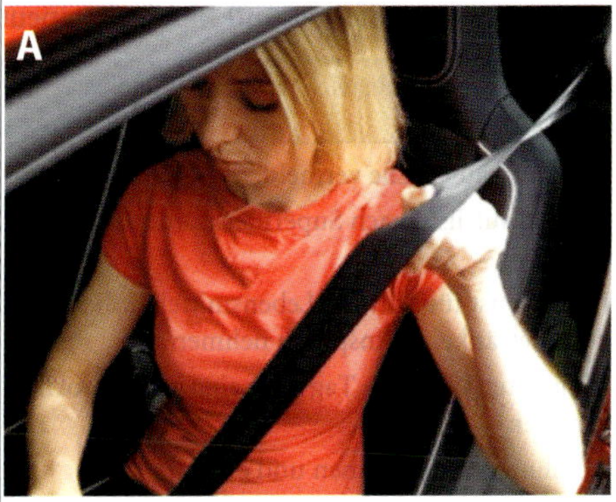

A

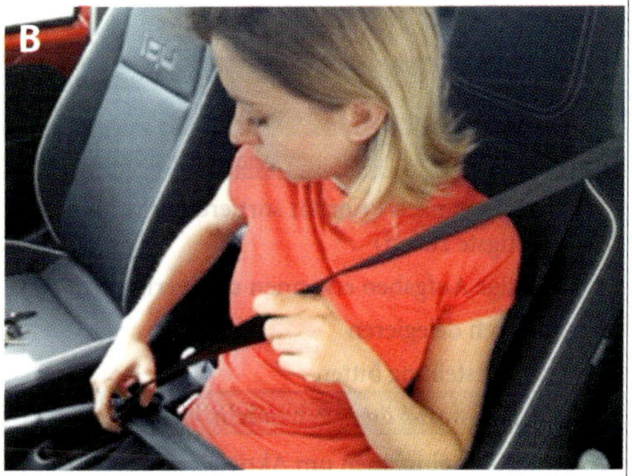

B

Ziele:

- Vermeidung kardialer Belastungsspitzen durch Überanstrengung und Pressatmung
- Vor jeder Muskelanstrengung kurz durch die Nase atmen und während der Belastung hörbar durch die gespitzen Lippen ausatmen

Tipp:

Besonders schonend ist die Anlegung des Sicherheitsgurtes, wenn Sie zwischen beiden Handbewegungen innehalten und ein oder zwei Atemzüge ruhig weiteratmen

Atem- und Bewegungstherapie am Klinikum der Universität München, Campus Grosshadern

8. Atem- und Bewegungstherapie am Klinikum der Universität München – Campus Grosshadern

Die erste ambulanten Atem- und Bewegungstherapie für Patienten mit Pulmonaler Hypertonie fand im Jahr 2009 am Klinikum Grosshadern der Ludwig-Maximilians-Universität (LMK) München statt. Inspiriert von dem Rehabilitationsangebot der Klinik Königsstuhl in Heidelberg, entstand in Zusammenarbeit mit dem Pulmonale Hypertonie e.v. Landesverband Bayern unter Direktion von Herrn Professor Dr. Jürgen Behr die Idee einer ambulanten Atem- und Bewegungstherapie als supportives Therapieangebot ergänzend zu einer optimierten medikamentösen und symptomatischen Behandlung.

Ziel war es, als großes universitäres Zentrum für Pulmonale Hypertonie die Möglichkeit einer interdisziplinären Zusammenarbeit zu nutzen, und eine therapeutische Gruppe zur Steigerung der gesundheitsbezogenen Lebensqualität für Menschen mit Pulmonaler Hypertonie zu generieren (☞ Abb. 8.1).

Die ambulante Atem- und Bewegungstherapie wird seither mit großem Engagement unter Leitung von Lehrphysiotherapeutin Frau Sabine Weise zusammen mit den Schülerinnen und Schülern der Physiotherapieschule an der LMU München durchgeführt. Im Jahr 2010 übernahm die ärztliche Aufsicht der Gruppe Herr Dr. med. Carlos Bäzner (zusammen mit den ärztlichen Kolleginnen und Kollegen der Medizinischen Klinik V) und die wissenschaftliche Begleitung Frau Dr. rer. biol. hum. Franziska Ihle. Unabdinglich für die Organisation und Unterstützung der Gruppe ist zudem MTA Frau Andrea Waelde.

Von besonderer Bedeutung ist der multimodale Aufbau der therapeutischen Gruppe in Grosshadern. Neben einer Atemtherapie zur Verbesserung der Sauerstoffaufnahme und zur Aktivierung der Atemmuskulatur, dient die Bewegungstherapie dazu, dosiert Muskulatur, Kondition und Belastbarkeit aufzubauen um Aktivitäten im Alltag besser bewältigen zu können.

Von besonderer Bedeutung ist das Erlernen der richtigen Einschätzung der eigenen Leistungsgrenze eines jeden Patienten mit Pulmonaler Hypertonie.

Darüber hinaus erfolgt die subjektive Einschätzung der Atemnot und der Kraft anhand einer farblich adaptierten Borg Skala jeweils vor und nach einer Übungseinheit (☞ Kapitel 3.2.). Patienten werden angehalten, eine Unter- und in jedem Falle Überanstrengung zu vermeiden (farblich gelb- bzw. rot markiert).

Unterstützend hierzu erhalten alle Patienten unserer therapeutischen Gruppe ein Pulsoxymeter, das es erlaubt, sowohl Herzfrequenz als auch Sauerstoffsättigung zu messen. Die individuellen Zielwerte werden vorab mit den Ärzten mit jedem einzelnen Patienten besprochen.

Ergänzend erhalten Patienten bei jedem Treffen theoretische Hintergrundinformationen rund um die Erkrankung der Pulmonalen Hypertonie im Rahmen von Kurzvorträgen.

So helfen patientengerechte Auskünfte zur Pathophysiologie der Pulmonalen Hypertonie eine risikoreiche Rechtsherzbelastung im Alltag bewusst zu vermeiden. Darüber hinaus werden Themen wie "Reisen mit Pulmonaler Hypertonie", "Nasenpflege bei Langzeitsauerstofftherapie" oder "Was kann Ernährung bei Pulmonaler Hypertonie leisten?" mit Hilfe des multidisziplinären Teams bearbeitet, um nur einige wenige Beispiele zu nennen.

Die Patienten werden angehalten, anhand von detaillierten Übungsanleitungen mit Abbildungen die erlernten Übungen der ambulanten Atem- und Bewegungstherapie zu Hause zu wiederholen. Hierzu erhalten alle Teilnehmer ein Tagebuch, das sowohl Herzfrequenz, Sauerstoffsättigung, subjektive Einschätzung der Atemnot und der Kraft anhand der Borg Skala vor- als auch nach den Übungen erfasst. Die Notizen erlauben eine Kontrolle der Übungen in häuslicher Umgebung und werden in der darauffolgenden Gruppe zusammen mit den Physiotherapeuten und Ärzten diskutiert.

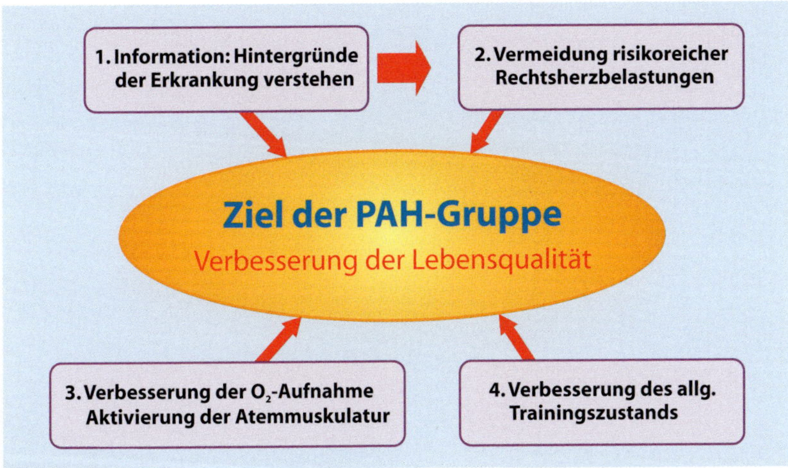
1. Information: Hintergründe der Erkrankung verstehen
2. Vermeidung risikoreicher Rechtsherzbelastungen
Ziel der PAH-Gruppe
Verbesserung der Lebensqualität
3. Verbesserung der O_2-Aufnahme Aktivierung der Atemmuskulatur
4. Verbesserung des allg. Trainingszustands

Abb. 8.1: Ziele der PAH-Gruppe.

Die Ziele der ambulanten Atem- und Bewegungstherapie am Universitätsklinikum Grosshadern im Einzelnen:

- Persönliche Leistungsgrenze erkennen und einhalten mittels Herzfrequenz, Sauerstoffsättigung und Borgskala für Atemnot und Kraft
- Gezielter Aufbau von Muskulatur, Kondition und Belastbarkeit um Alltagsbelastungen sicher ausführen zu können
- Atemmuskeltraining zur Verbesserung der Atemleistung
- Mentales Training zur individuellen Einschätzung und Einteilung der erforderlichen Kraft von Bewegungsabläufen und zur Vermeidung von Pressatmung
- Koordination von Atmung und Bewegung um Rechtsherzbelastung zu vermeiden
- Entspannungstechniken erlernen und in den Alltag integrieren
- Theoretische Hintergründe der Erkrankung verstehen
- Trainingsanleitung der erlernten Übungen zu einer Wiederholung im häuslichen Umfeld
- Umgang mit Pulmonaler Hypertonie im Alltag: richtige Ernährung zur Vermeidung von Über- und Untergewicht, Urlaubsreisen – was ist möglich?, Fragen zu Wirkung und Nebenwirkung der medikamentösen Therapie u.v.a.m.

Nicht zuletzt sind therapeutische Gruppen ideale Vehikel für Begutachtung und Intervention sowie Unterstützung und Informationsaustausch unterhalb der Patienten. Die Gruppendynamik macht Freude an Bewegung und bietet eine Plattform zur Diskussion von Problemen des täglichen Lebens.

Die ambulante Atem- und Bewegungstherapie am Universitätsklinikum Grosshadern leistet somit einen bewussten Beitrag zu einer Steigerung der gesundheitsbezogenen Lebensqualität der Patienten mit Pulmonaler Hypertonie.

Anhang

9. Anhang

9.1. Glossar

ADL: Aktivitäten des täglichen Lebens/activities of daily living

Aerosol: Gemisch aus festen oder flüssigen Teilchen und einem Gas

Aerobe Energiebereitstellung: In Verbindung mit Sauerstoff ablaufende Energiegewinnung im Muskel

Agonisten: Anatomische Bezeichnung einer Muskelgruppe, die eine bestimmte Bewegung ausführt

Aktive Bauchwelle: Physiotherapeutische Technik zur Anregung der Colonperistaltik und Beschleunigung der Darmpassage durch alternierende intraabdominale Druckschwankungen hervorgerufen durch tiefe Zwerchhfellatmung im Wechsel mit Anspannung des Bauchmuskelkorsetts

Alveole: Lungenbläschen, Ort des Gasaustausches zwischen Blut und Atemluft

AMV: Atemminutenvolumen; eingeatmetes Atemvolumen während einer Minute

Antagonisten: Muskeln, die als Gegenspieler einer anderen Muskelgruppe deren Gegenbewegung ausführen

Antikoagulation: Medikamentöse Hemmung der Blutgerinnung

Aorta: Hauptschlagader

Arrhythmie: unregelmäßige Herzschlagfolge

Arterien: Blutgefäße, die das Blut vom Herzen weg führen

Arteriolen: Kleine Schlagadern, Verzweigungen der Arterien

Arteriovenöse Sauerstoffdifferenz ($AVDO_2$): Differenz zwischen Sauerstoffgehalt des arteriellen und venösen Blutes; ist abhängig von Sauerstoffverbrauch und Durchblutung

Atemfrequenz: Anzahl der Atemzüge pro Minute. Ein Atemzug umfasst eine Ein- und Ausatmung

Atemmuster: Beobachtung von Atemfrequenz, Atembewegung, Atemweg und Atemzeitquotient. Die physiologische Ruheatmung erfolgt ruhig und gleichmäßig durch die Nase in abdominaler und costoabdominaler Richtung. Das Verhältnis von Ein- und Ausatmung beträgt ca. 4 zu 6. Störungen des Atemmusters treten nicht nur bei Atemwegserkrankungen auf, sondern auch bei Herzkreislauferkrankungen und Stoffwechselstörungen

Atemmechanik: Zur Arterialisierung des Blutes arbeiten Lunge und Atempumpe zusammen. Beide Organsysteme sind über den Pleuraspalt miteinander verbunden. Bei Inspiration (Einatmung) vergrößern die Muskelkräfte der Atempumpe aktiv den Brustkorb und ziehen dadurch die Lunge auseinander. Der dabei entstehende Unterdruck saugt sauerstoffreiche Luft in die Atemwege bis in die Alveolen.
Bei Exspiration (Ausatmung) ziehen die elastischen Kräfte der Lunge den Brustkorb zusammen und verkleinern so den Brustkorbraum. Durch den dabei entstehenden Überdruck wird die verbrauchte kohlendioxidreiche und sauerstoffarme Luft nach außen abgegeben

Atemphysiotherapie: Bestandteil der Physiotherapie; zielt auf Erhaltung, Verbesserung und Wiederherstellung einer bestmöglichen Atemfunktion

Atemphysiologie: Lehre von den physikalischen und biochemischen Vorgängen von Zellen, Geweben und Organen die an der Atmung beteiligt sind; sie bezieht auch das Zusammenwirken aller Lebensvorgänge im gesamten Organismus in ihre Betrachtung ein

Atempumpe: Umfasst alle an der Ventilation beteiligten Strukturen; das sind Atmungssteuerung im ZNS mit peripheren Nerven, die Atemmuskulatur und das Thoraxskelett

Atmung: Die wichtigste Aufgabe der Atmung ist die ausreichende Versorgung der Zellen mit Sauerstoff und die Ausscheidung von Kohlendioxid; dazu gehören die äußere Atmung (Gasaustausch in der Lunge zwischen Alveolen und Blut) und die innere Atmung (Gasaustausch zwischen Zelle und Blut)

Arterielles Hochdruck- und venöses Niederdrucksystem: Im großen Kreislauf wird aufgrund der unterschiedlichen Druckverhältnisse in den Blutgefäßen ein vom Herzen wegführendes arterielles Hochdrucksystem von einem zum Herzen hin führenden venösen Niederdrucksystem unterschieden

Atemtherapie: Allgemein gehaltener Begriff für die Therapie mit dem Atem

AVDO2: siehe arteriovenöse Sauerstoffdifferenz

Azidose: Senkung des pH-Wertes unter 7,38

AZV – Atemzugvolumen: Menge der in einem Atemzug eingeatmeten Luft (AZV in Ruhe ca. 0,5 l)

Basaltexte: Beeinflussung von Atemrichtung und Atemrhythmus verbal über einen feststehenden Text aus wenigen Worten (Basaltext) sowie über Handkontakt von Therapeut/Patient. Bewirkt in der Regel deutliche Atemvertiefung und Atemfrequenzsenkung

Bauchatmung/Abdominalatmung/Zwerchfellatmung/Diaphragma-Atmung: Durch das Zusammenziehen des Zwerchfells hervorgerufene Erweiterug des Brustkorbraums. Dabei werden die Bauchorgane nach unten gedrückt und die Bauchdecke wölbt sich sichtbar vor. Eine vorwiegende Bauchatmung hat eine tiefere und ruhigere Atmung zur Folge

Bauchmuskelkorsett: Flächige Bauchmuskulatur zwischen unterer Thoraxapertur und Becken. Sie stabilisiert korsettähnlich die inneren Organe und erhöht durch Anspannung bei Pressatmung den intraabdominalen und intrathorakalen Druck

Beckenbodenmuskulatur: Muskulärer Abschluss im kleinen Becken; sichert Lage der Bauch- und Beckenorgane bei intraabdominaler Druckerhöhung. Sie bildet den willkürlichen Verschluss von Anus und Urethra

Blutdruck: Kraft pro Fläche, die zwischen Blut und Gefäßwänden ausgeübt wird; Druckangabe in mmHg (Millimeter Quecksilbersäule); Blutdruck-Normwerte im großen Kreislauf: 120/80 mmHg, im kleinen Kreislauf;12/8 mmHg

Botenstoff: Chemische Stoffe, dienen der Übertragung von Informationen und Signalen zwischen den Zellen in einem Organismus

BPD – Bronchopulmonale Dysplasie: Chronische Lungenerkrankung, die besonders bei sehr unreifen Frühgeborenen mit extrem geringem Geburtsgewicht auftritt

Bradykardie: Langsame Herztätigkeit mit weniger als 55 Schlägen/Minute

Brustatmung, auch Kostal- oder Thorakal-Atmung: Brustkorberweiterung geschieht überwiegend durch die Mm. scaleni und Interkostalmuskulatur, nicht selten bereits bei mittleren AZV mit Unterstützung der Atemhilfsmuskulatur

Brustkorb: Muskuloskelettale und bindegewebige Anteile des Thorax, einschließlich Pleura parietalis ohne Lunge und Mediastinalorgane

BWS: Brustwirbelsäule

CCB: Calciumkanalblocker; Medikament zur Senkung des PAPm und des arteriellen Blutdruckes

COPD: engl. für *"chronic obstructive pulmonary disease"*; chronisch-obstruktive Lungenerkrankung

Costovertebralgelenke: Gelenke zwischen Wirbelsäule und Rippen

CTEPH: Chronische thrombembolische pulmonale Hypertonie; PH aufgrund einmaliger oder mehrerer Lungenembolien

Darmpassage: Verweildauer des Nahrungsbreis im Dickdarm bis zur Ausscheidung

Darmperistaltik: Koordinierte Bewegungswellen der Dickdarmmuskulatur fördern die Stuhlpassage durch den Dickdarm. Mehrere hintereinander geschaltete Peristaltikwellen lösen einen Defäkationsreiz aus

Darmträgheit: Geringe Dickdarmperistaltik mit Verstopfung (siehe auch Obstipation)

Dehnlagen: Beispielsweise "Drehlage" oder "C-Lage" zur Verbesserung von Körperwahrnehmung, abdominaler Atembewegung und Entspannungsfähigkeit und Verbesserung der Dehnfähigkeit muskuloskeletaler Anteile der Atempumpe

Dekompensation: Versagen körpereigener Regulations- und Reparaturmechanismen mit weitgehenden Funktionseinbußen; führt beim Herzen zur Insuffizienz

Diaphragma: Zwerchfell

Diastole: Füllungsphase der Ventrikel bei gleichzeitiger Entspannungs- und Ernährungsphase des Herzmuskels

Diffusion: Passiver Gasaustausch von Kohlendioxid und Sauerstoff; findet bei äußerer Atmung zwischen den Alveolen und den Kapillaren in der Lunge statt (siehe Gasaustausch)

Diuretika: Wassertreibende Medikamente; fördern Wasserausscheidung über die Niere

Dosierte Lippenbremse: Körpereigene Ausatemstenose, Ausatmung durch locker aufeinander gelegte Lippen zur Stabilisation des Bronchiallumens

Dyspnoe: Atemnot

EKG: Elektrokardiogramm; Untersuchungsmethode, Aufzeichnug der Elektroimpulse aller Herzmuskelfasern

Elastizität: Rückstellkraft; Fähigkeit eine erzwungene Formveränderung wieder rückgängig zu machen

Embolie: Teil- oder vollständiger Verschluss eines Blutgefäßes durch eingeschwemmtes Material (Embolus)

Extension: Streckung

Exzentrische Muskelarbeit: Bremsende, nachgebende Muskelkontraktion zur Bewegungskontrolle gegen die Schwerkraft, dabei verlängert sich der Muskel unter Anspannung bis zu seiner physiologischen Länge

Feuchtinhalation: Aerosol-Applikation mittels pressluftbetriebenen Düsenverneblers oder Ultraschallverneblers. Schulung und Kontrolle des optimalen Inhalationsmusters erforderlich

Flexion: Beugung

Funktionelle Bewegungslehre (FBL): Auf der Basis analytischer Beobachtung und Interpretation von Statik und Bewegung werden funktionelle therapeutische Übungen, Funktionsschulung und manuelle Techniken entwickelt

Gasaustausch: Physikalischer Vorgang, bei dem sich zwei oder mehr Gase in einem definierten Raum neu verteilen. Im menschlichen Körper spielt der Gasaustausch durch permeable Membranen bei der Atmung eine entscheidende Rolle (siehe Diffusion)

Glutealmuskulatur: Bestehend aus dem großen, mittleren und kleinen Gesäßmuskel; Funktion: Unterstützung der Streckung des Hüftgelenks und Kontrolle der Beckenstellung beim Gehen und im Einbeinstand

Hämatologische Erkrankungen: Erkrankungen des Blutes und der blutbildenden Organe

Hämodynamik: Beschreibt den Blutfluss in den Blutgefäßen in Abhängigkeit von den verantwortlichen physikalischen Kräften

Herzinsuffizienz: Akute oder chronische Funktionsschwäche des Herzens, die nicht voll kompensiert werden kann

Hubarme/hubfreie Mobilisation der Wirbelsäule: Schonende Mobilisationstechnik der Wirbelsäulengelenke in allen drei Bewegungsebenen der WS; bestmögliche Ausschöpfung von Bewegungen bei geringem bzw. ohne Hub von Körperteilgewichten gegen die Schwerkraft

Huffing: Schonende Sekreteliminationstechnik mit sehr schneller, forcierter Ausatmung bei offener Glottis und offenem Mund. Im Vergleich zum Husten wesentlich geringerer transpulmonaler Druck durch Aussparung der belastenden Kompressionsphase. Bei tracheobronchialer Instabilität: Anwendung in Kombination mit endexspiratorischer Stenose

HIV: engl. für *"human immunodeficiency virus"*; menschliches Immundefektvirus

Hubbelastung: Heben von Eigengewicht des Körpers oder Teilgewichten der Gliedmaßen gegen die Schwerkraft

Hustenclearance: Physiologischer Reinigungsmechanismus der zentralen Atemwege durch Husten

"Hustenmuskulatur": Korsettmuskulatur des Rumpfes; bewirkt über koordinierte, kräftige Anspannung intrathorakalen Druckaufbau mit Flussbeschleunigung der Ausatemluft beim Husten

Husten-Vermeidungstechniken: Techniken zur Vermeidung von Reizhusten, z.B. Nasenstenose; wirkt über Druck- und Flussmodifizierung der Ein- und Ausatemströmung reizmindernd auf die Hustenrezeptoren der Atemwege

Hypertonie: Auch arterielle Hypertonie oder Bluthochdruck im großen Kreislauf; der Grenzbereich für eine Hypertonie liegt systolisch bei 140 mmHg und diastolische bei 90 mmHg

Hyperventilation: Gesteigertes Atemminutenvolumen durch vertiefte und/oder beschleunigte Atmung über den physiologischen Bedarf hinausgehend; führt zu einer Verminderung des alveolären und arteriellen Kohlendioxidpartialdrucks (pCO_2)

Hypertrophie: Querschnittsvergrößerung der Muskelfasern durch Trainingsreize

Hypoventilation: Unzureichende Belüftung von Lungenalveolen

Hypoxie: Sauerstoffmangel im Körper oder in begrenzten Gewebeteilbereichen

Hypoxämie: Sauerstoffmangel im arteriellen Blut

Idiopathisch: Begriff wird in Verbindung mit Erkrankungen benutzt, bei denen keine fassbare Ursache diagnostiziert werden kann

Inaktivitätsatrophie: Gewebeschwund der Muskulatur in Folge mangelnder Inanspruchnahme

In-situ-Thrombosen: (lat. am Ort) Thrombosen ohne embolische Prozesse

Inspiration: Einatmung

Interstitielle Lungenerkrankungen: (engl. Abkürzung "ILD"); Gruppe von Lungenerkrankungen, die das Lungengewebe betreffen, häufig in Kombination mit einer Fibrose

Intervallatmung: Physiotherapeutische Atemtechnik mit strukturierter Inspiration in kontrollierten Intervallen zur Anregung der Zwerchfellatmung und bewussten Vergrößerung der Atemzugvolumina mit langsamer Strömung und endinspiratorischer Pause

Intraabdomineller Druck: Atemabhängiger Druck innerhalb der Bauchhöhle

Intrapleuraler Druck: Druck im Pleuraspalt zwischen Lungen- und Rippenfell, gleichbedeutend mit intrathorakalem Druck

Intrapulmonaler Rechts-Links-Shunt: Anteil des Herzminutenvolumens, der im Lungenkreislauf nicht arterialisiert wird. Dieses venöse Blut wird in der linken Herzkammer dem arterialisierten Blut beigemischt; physiologischer Shuntanteil: <5 %, pathologischer Shuntanteil: >10 %

Intrathorakal: Innerhalb der Brusthöhle außerhalb der Brustkorborgane

Intrathorakaler Druck: Druckdifferenz zwischen Außenluft (Luftdruck) und Pleuraspalt (intrapleuraler Druck). Er ist bei normaler Atmung stets subatmosphärisch und steigt bei forcierter Ausatmung an

IPAH: Idiopathische Pulmonal-Arterielle Hypertonie

Kapillaren: Haargefäße; letzte Verzweigung der Arterien. Hier findet der Gasaustausch statt

Kapillarisierung: Neubildung/Neueröffnung von Kapillaren; Anpassungsreaktion des Organismus zur besseren Sauerstoffversorgung, z.B. bei Training

Kardial: Das Herz betreffend

Kardiopulmonal: Herz und Lunge betreffend

Kardiovaskuläre Erkrankungen: Das Herzkreislaufsystem betreffende Erkrankungen

Kohlendioxidpartialdruck: Referenzwert 36-42 mmHg; nicht altersabhängig

Kollagenose: Bindegewebserkrankung

Kompression: Zusammendrücken

Kontaktatmung: Physiotherapeutische Atemtechnik; Beeinflussung der Atemrichtung und Vergrößerung des Atemzugvolumins mittels Handkontakt an Brustkorb und Bauchwand

Kontraktion: Muskelanspannung

Kontraindikation: Gegenanzeige für ein Therapieverfahren

Konzentrisch: Symmetrisches Zusammenziehen um einen Mittelpunkt

Konzentrische Muskelarbeit: Muskelkontraktion mit Verkürzung der Muskellänge

Koordination/Bewegung: Zusammenwirken verschiedener Wahrnehmungs-, Steuerungs- und Motorik-Elemente zu einem geordneten Bewegungsablauf

Korsettfunktion der Rumpfwand: Anspannung der flächigen Bauch- und Rückenmuskulatur zwischen unterer Thoraxapertur und Becken, Kokontraktion bei forcierter Ausatmung mit Erhöhung des intraabdominalen Druckes

Krankengymnastik (KG): Verordnungsfähiges Heilmittel. Krankengymnastische (physiotherapeutische) Behandlungstechniken dienen der Behandlung von Fehlentwicklungen, Erkrankungen, Verletzungsfolgen und Funktionsstörungen der Haltungs- und Bewegungsorgane sowie der inneren Organe, z.B. Lunge und Nervensystem, s. Atemphysiotherapie

Lateralflexion: Neigung der Wirbelsäule zur Seite um eine sagittale Achse

Linksherzinsuffizienz: Linksseitige, akute oder chronische Herzschwäche (arterielles System)

Links-Rechts-Shunt: Störung des Blutkreislaufs, bei der sauerstoffreiches Blut aus dem arteriellen Schenkel des Blutkreislaufs direkt in den venösen Schenkel des Blutkreislaufs gelangt

Lippenbremse: Ausatmung durch locker aufeinander gelegte Lippen oder als Phonationsbildung des Konsonanten "F" zur Vermeidung von Pressatmung bei Herzinsuffizienz; ursprünglich als Ausatemstenose zur Stabilisierung des Bronchialdurchmessers bei Patienten mit instabilem Bronchialsystem

LTOT: engl. für *"long term oxygen therapy"*; Langzeitsauerstofftherapie

Lumen: Durchmesser eines Gefäßes

Lungenarterie: Blutgefäß, welches das sauerstoffarme Blut vom rechten Herzen zur Lunge leitet

Lungenembolie: Akuter oder chronischer Verschluss einer Lungenarterie

Lungenhochdruck: Siehe Pulmonale Hypertonie

Lungenkreislauf: Synonym "kleiner Kreislauf"; Niederdrucksystem zwischen rechtem Herz, Lunge und linkem Herz; das sauerstoffarme Blut wird vom rechten Ventrikel (Herzkammer) über die Lungenarterien in das Kapillarsystem der rechten und linken Lunge geleitet. Dort erfolgt der Gasaustausch (Diffusion). Über die Lungenvenen fließt das arterialisierte Blut zum linken Herzen zurück

Lungenventilation: Lungenbelüftung

LV: Linker Ventrikel

Mediflo: Flow-orientierter Atemtrainer, siehe SMI-Trainer

Metabolische Erkrankungen: Angeborene oder erworbene Störungen des intermediären Betriebsstoffwechsels

Mittelwert: Durchschnittswert; Gesamtsumme geteilt durch Anzahl der Einheiten

mmHg: Höhe der Quecksilbersäule in Millimeter; Messeinheit des Druckes

Mobilisation von Rippen- und Wirbelsäulengelenken: Physiotherapeutische Techniken zur Erhaltung und Erweiterung der Beweglichkeit des muskuloskelettalen Systems der Atempumpe; unspezifische Mobilisation über isolierte oder weiterlaufende Bewegungen der Wirbelsäulen- und Rippengelenke; spezifische Mobilisation über Technik der manuellen Therapie

Muskeldehntechniken: Techniken zur Verlängerung tonisch verkürzter Muskeln; Dehnung findet unter Ausnutzung postisometrischer Relaxation des verkürzten Muskels und/oder unter reziproker Hemmung seines Antagonisten statt

Mutation: Dauerhafte Veränderung des Erbgutes

Nasengabelgriff: Hustenvermeidungstechnik, auch geeignet bei Niesreiz. Ruhige und nicht zu tiefe In- u. Exspiration durch leichte Einengung der Nasenflügel mit den Fingern. Weitgehende Kontrolle des Nies- und Hustenreizes über in- und exspiratorische Druck- und Flussveränderungen in den Atemwegen

Nasenspülung: Spülung der Nasengänge und Nasenhöhle mit Salzlösung zur Reinigung und Befeuchtung der Nasenschleimhaut

Neomuskularisation: Starkes Wachstum der Muskelzellen in den kleinen arteriellen Lungengefäßen der Lunge

NYHA: engl. Abkürzung für *"New Yor k Heart Association":* die NYHA-Klassifikation ist das Schema zur Einteilung des Schweregrades von Herzkrankheiten

Obstipation: Akute oder chronische Darmverstopfung, Darmträgheit, verzögerte oder zu geringe Stuhlentleerung

Obstruktive Lungenerkrankungen: Lungenerkrankungen, die durch eine Verengung bzw. Verlegung der Atemwege gekennzeichnet sind

Ödem: Umschriebene oder diffuse Flüssigkeitseinlagerung im Gewebe

Orthostase: Aufrechte Körperhaltung

Orthostatische Beinmuskulatur: Für die aufrechte Haltung erforderliche Muskeln der unteren Extremität

P(A)H: Pulmonal (-arterielle) Hypertonie, auch Pulmonale Hypertension; Gruppe von Krankheiten, die durch einen Anstieg des Gefäßwiderstandes im Lungenkreislauf gekennzeichnet ist

Pathophysiologie: Teilgebiet der Medizin; befasst sich mit Krankheitsvorgängen und funktionellen Störungen im menschlichen Organismus

Palpitation: Subjektives Empfinden von Herzunruhe, Herzklopfen, Herzstolpern

PAPm/PA-Mitteldruck: Mittlerer Pulmonalarterieller Blutdruck

Passive Gewebsstrukturen: Nicht-muskuläre Strukturen, z.B. Haut, Unterhaut, Bindegewebe, Sehnen und Faszien, die durch Verklebungen und Abbauprozesse zu Bewegungseinschränkungen führen können

paCO_2: Kohlendioxidpartialdruck; gibt den Anteil von Kohlendioxid am Gesamtdruck des Gasgemisches im Blut an

Persistierend: fortbestehend

PEP: engl. für *"Positive Expiratory Pressure"*

PEP-Atmung: Technik der Ausatmung gegen Widerstände zur Stabilisierung des Tracheobronchiallumens gegenüber einem erhöhten intrathorakalen Druck; verwendete Ausatemstenosen sind z.B. Lippenbremse, Phonation bestimmter Konsonanten, Strohhalmstücke, PEP-Geräte

Physiologisch: den normalen Lebensvorgängen entsprechend

Pleura: Brustfell; dünne seröse Schleimhaut; das Lungenfell/Pleura visceralis umhüllt beide Lungen, das Rippenfell/Pleura parietalis kleidet die Brustkorbinnenwand aus

paO_2: (siehe Sauerstoffpartialdruck) gibt den Anteil von Sauerstoff am Gesamtdruck des Gasgemisches im arteriellen Blut an

Pressatmung: Forcierte Ausatmung (Bauchpresse) gegen vollständigen oder Teilverschluss der Stimmbänder bewirkt Druckanstieg im Brustkorbraum (intrathorakale Druckerhöhung)

Pressdruck: Durch Verschließen der Atemwege im Kehlkopf entsteht ein geschlossenes System. Forcierte Ausatmung steigert nun den Druck im Brustkorbraum. Dieser Druck erhöht sich weiter mit Vergrößerung des zuvor eingeatmeten Volumens und mit Verstärkung der Muskelkontraktion.
Während des Pressvorgangs blockiert der intrathorakale Druck den venösen Zufluss zum rechten Herzen (äußerlich sichtbar an stauungsbedingtem Anschwellen der Kopfvenen und Rötung des Gesichts).
Nach Pressen erhöht sich das venöse Rückflussvolumen zum Herzen. Beim Gesunden steigert dies Kontraktionskraft und Schlagvolumen des Herzens. Bei Herzinsuffizienz kann dieses große Rückflussvolumen nicht adäquat kompensiert werden, was u.U. zu einer lebensbedrohlichen Herzkreislaufkomplikation führen kann

Prophylaxe: Vorbeugung

Pulmonale venooklusive Erkrankung: seltene Form der pulmonalen Hypertonie

Pulmonales vaskuläres Remodeling: Siehe Remodeling

Pulmonale venöse Hypertonie: Hypertonie im kleinen Kreislauf durch Rückstau bei chronischer Linksherzinsuffizienz. Folge: Erhöhung der Nachlast des rechten Ventrikels

Rechtsherzdekompenstion: Rechtsherzversagen

Rechtsherzinsuffizienz: Rechtsseitige, akute oder chronische Herzschwäche (das venöse System betreffend)

Remodeling: Chronische Umbauprozesse in den arteriellen Blutgefäßen des Lungenkreislaufs

Reservevolumen: Über das Ruhe-Atemzugvolumen hinaus kann weiteres Luftvolumen sowohl ein- als auch ausgeatmet werden

Restriktiv: Einschränkend

Restriktive Lungenerkrankung: Erkrankungen mit Verringerung des Lungenvolumens durch Minderung von Flexibilität und Compliance

Richtungsatmen: Lenken der Atembewegung in eine Richtung durch taktile Reize auf Brustkorb und Bauchwand

Rotation: Drehbewegung eines Gelenkes um die Längsachse eines der beiden Gelenkpartner

RV: Rechter Ventrikel

Sarkoidose: Systemische Erkrankung des Bindegewebes mit Granulom (Knötchen)-Bildung

Sauerstoffdefizit: Das bei Arbeitsbeslatung hinter dem Bedarf der Muskulatur zurückbleibende arterielle Sauerstoffangebot

Sauerstoffpartialdruck – paO_2: Anteil von Sauerstoff (Teildruck) im arteriellen Blut, gemessen in mmHg; Messung erfolgt mittels Blutgasanalyse; Referenzwerte sind altersabhängig und schwanken zwischen 80-90 mmHg

Sauerstoffschuld: Nach Muskelarbeit mit Sauerstoffdefizit in Erholungsphase auftretender Mehrverbrauch an Sauerstoff

Säure-Base-Haushalt: Physiologischer Regelmechanismus, der den pH-Wert des Blutes in einem konstanten Bereich hält

Schlafapnoesyndrom: Beschwerdebild, das durch Atemstillstände (Apnoen) während des Schlafs verursacht wird

Skelettmuskulatur: Im Dienste der Statik und Statomotorik stehende quergestreifte Muskulatur des Bewegungsapparates. Mit Hilfe der Skelettmuskulatur werden alle willentlich kontrollierbaren Bewegungen ausgeführt

Sklerodermie: Wörtlich "harte Haut"; gehört zur Gruppe der Kollagenosen; mit Bindegewebsverhärtungen von inneren Organen und/oder Haut einhergehende systemische Autoimmunerkrankung

"Sniff": Ruckartige, schnelle Inspiration mit maximalem AZV durch die Nase zur Zwerchfellaktivierung ("Schnupf")

Sternum: Brustbein

Stenose: Einengung

Strohhalmstücke: Preisgünstige PEP-Geräte in Form gekürzter Strohhalme; variabler Widerstand durch unterschiedliche Durchmesser und Längen

Synkope: Anfallsartige, kurz dauernde Bewusstlosigkeit infolge zerebraler Minderdurchblutung unterschiedlicher Ursachen, z.B. bei Herzinsuffizienz, Herzrhythmusstörungen

Systemerkrankungen: Erkrankungen, die sich auf ein gesamtes Organsystem auswirken

Tachykardie: Schnelle Herzfrequenz, >100 Schläge/Minute

Therapeutische Körperstellungen: Therapeutische Körperstellungen (ursprünglich aus dem Yoga) wirken biomechanisch auf das muskuloskelettale System der Atempumpe, respiratorisch auf Ventilation und Perfusion der Lunge sowie sensorisch auf Körperwahrnehmungen und Psyche, z.B. Dehnlagen

Thorax: Brustkorb, bestehend aus Skelettanteilen (12 Brustwirbeln, 12 Rippenpaaren und Brustbein) sowie deren gelenkige Verbindungen, Banstrukturen und Muskulatur

Thoraxapertur: Brustkorbhöhle

Thrombus: Blutgerinnsel

Tonus: Spannung

Toxizität: Giftigkeit

u.a.m.: Abkürzung steht für: und anderes mehr

Umlagerungen/Drainagelagen: Unterstützende Therapie zur Pneumonieprophylaxe und Sekretmobilisation. Durch möglichst extremen Wechsel der Körperlage im Raum werden über Schwerkrafteinfluss auf Lungenparenchym und Lungenperfusion Weitenschwankungen der kleinen Atemwege erzeugt

Ultraschall: Bildgebendes, diagnostisches Verfahren, z.B. Sonographie, Farbdoppler

Valsalva-Manöver/Valsalva-Pressdruckversuch: Stark forcierte Ausatmung gegen verschlossene Atemwege (Stimmritze, Mund, Nase); zum Druckausgleich im Mittelohr, als medizinischer Test bei Mittelohr- und Doppler-Venen-Untersuchungen, Selbstbehandlung bei Herzrasen

Vasodilatation: Blutgefäßerweiterung

Vasokonstriktion: Blutgefäßverengung

Ventrikel: Herzkammer

Ventrikulär: Die Herzkammer betreffend

Vitalkapazität: Luftmenge, die nach einer maximalen Ausatmung wieder eingeatmet werden kann; umfasst neben dem AZV noch das in- und exspiratorische Reservevolumen

Vitalparameter: Maßzahlen, die Grundfunktionen des menschlichen Körpers widerspiegeln

Watt: Physikalische Maßeinheit für Leistung; wird in Sport und Diagnostik zur Beurteilung körperlicher bzw. kardialer Leistungsfähigkeit eingesetzt

Yoga: 3000 Jahre alte, indische philosophische Lehre, umfasst geistige und körperliche Übungen. Eine Form des Yogas legt ihren Schwerpunkt mehr auf körperliche Übungen, Körperpositionen und Atemübungen

Zilien: Synonym Flimmerhaare; Zellorganellen des Flimmerepithels der Lunge. Gehören zu den Selbstreinigungsmechanismen der großen Atemwege

Zwerchfell: Synonym Diaphragma; wichtigster Atemmuskel; kuppelförmige Muskel-Sehnen-Platte die Brust- und Bauchhöhle voneinander trennt

Zyanose: Blaufärbung, meist der Lippen und des Gesichtes; Zeichen für maximale periphere Sauerstoffausschöpfung des arteriellen Blutes

9.2. Literatur

Rik Gosselink in Franz van Berg: Angewandte Physiologie, Band 2 und 3, Thieme Verlag, Stuttgart 2001

Frank H. Netter: Atlas der Anatomie des Menschen, Ciba Geigy, Basel, Schweiz, 2. Auflage, 1995

M. Schünke, E. Schulte, U. Schuhmacher: Prometheus Lernatlas Anatomie, Hals und Innere Organe, Thieme Verlag, Stuttgart, 2005

Shapiro, Barry A et al. Clinical Application of Respiratory Care, fourth EditionMosby Year Book, St. Louis, USA

M. Unverdorben, O. Brusi, R. Rost: Kardiologische Prävention und Rehabilitation, Deutscher Ärzte-Verlag GmbH, Köln, 1995

H. Klein, N. Ehlken et al. Bewegungstherapie bei pulmonaler Hypertonie, Pneumologie, Springer-Medizin Verlag 2008;5:98-102

M. Hoeper et al. Pulmonale Hypertonie bei chronischen Lungenerkrankungen, Empfehlungen der Kölner Konsensus Konferenz 2010

S. Weise P. Kardos, D. Pfeiffer-Kascha, H. Worth: Empfehlungen der physiotherapeutischen Atemtherapie, Dustri-Verlag München, 2. Auflage, 2008

Ehrenberg, H: Atemtherapie in der Physiotherapie, 2. überarbeitete Auflage, Pflaum Verlag, München 2001

S. Klein-Vogelbach: Therapeutische Übungen zur funktionellen Bewegungslehre, 2. Auflage, Springer-Verlag Berlin, 1986

A. Novozhilov: Leben ohne Asthma, Die Buteyko-Methode, MobiWell-Verlag, 3. Auflage 2009

R.Glöcklin K. Schultz, A. Lichtenschopf, M. Frey: Trainingstherapie bei COPD, Dustri-Verlag München-Deisenhofen 2012

John E. Hodgin, B. Celli, G. Coners: Pulmonary Rehabilitation Guidelines to Success, Mosby Verlag, Elsevier, 4. Edition, 2009

Global Physiology and Pathophysiology of Cough: ACCP Guidelines, Chest 2006;129:48S-53S

Carina Hagman et al. Breathing retraining - A five-year follow-up of patients with dysfunctional breathing. Respiratory Medicine 2011;105:1153e1159

A. Hüter-Becker, M. Dölken: Physiotherapieinder Gynäkologie, Thieme-Verlag Stuttgart, 2004

S. Weise: Physiotherapeutische Einflussnahme auf Veränderungen der Atempumpe bei COPD, PT-Zeitschrift für Physiotherapeuten, Pflaum Verlag, München 5/2006, S. 460-475

S. Weise, D. Pfeiffer-Kascha: Ambulante Physiotherapie bei Patienten mit COPD, in Atemwegs- und Lungenkrankheiten, Dustri-Verlag Dr. Karl Feistle Sonderheft Nr. 1, 2008

Pschyrembel 258. Auflage - De Gruyter- Kristof Beyer

Galiè N, Manes A, Negro L, Palazzini M, Bacchi-Reggiani ML, Branzi A. A meta-analysis of randomized controlled trials in pulmonary arterial hypertension. Eur Heart J 2009;30(4):394-403.

GalièN, Palazzini M, Leci E, Manes A. Current therapeutic approaches to pulmonary arterial hypertension. Rev Esp Cardiol 2010;63(6):708-24.

Galiè N, Hoeper MM, Humbert M, Torbicki A, Vachiery JL, Barbera JA, Beghetti M, Corris P, Gaine S, Gibbs JS, Gomez-Sanchez MA, Jondeau G, Klepetko W, Opitz C, Peacock A, Rubin L, Zellweger M, Simonneau G; ESC Committee for Practice Guidelines (CPG). Guidelines for the diagnosis and treatment of pulmonary hypertension: the Task Force for the Diagnosis and Treatment of Pulmonary Hypertension of the European Society of Cardiology (ESC) and the European Respiratory Society (ERS), endorsed by the International Society of Heart and Lung Transplantation (ISHLT). Eur Heart J 2009; 30(20):2493-537.

Hoeper MM, Andreas S, Bastian A, Claussen M, Ghofrani HA, Gorenflo M, Grohé C, Günther A, Halank M, Hammerl P, Held M, Krüger S, Lange TJ, Reichenberger F, Sablotzki A, Staehler G, Stark W, Wirtz H, Witt C, Behr J. Pulmonary hypertension due to chronic lung disease: updated Recommendations of the Cologne Consensus Conference 2011. Int J Cardiol 2011;154 Suppl 1:S45-53.

Ghofrani HA, Distler O, Gerhardt F, Gorenflo M, Grünig E, Haefeli WE, Held M, Hoeper MM, Kähler CM, Kaemmerer H, Klose H, Köllner V, Kopp B, Mebus S, Meyer A, Miera O, Pittrow D, Riemekasten G, Rosenkranz S, Schranz D, Voswinckel R, Olschewski H. Treatment of pulmonary arterial hypertension (PAH): updated Recommendations of the Cologne Consensus Conference 2011. Int J Cardiol 2011;154Suppl 1:S20-33.

Cologne Consensus Conference on pulmonary hypertension.Rosenkranz S, Ghofrani HA, Grünig E, Hoeper MM. Int J Cardiol 2011;154 Suppl 1:S1-2.

Rosenkranz S, Behr J, Ewert R, Ghofrani HA, Grünig E, Halank M, Hoeper MM, Leuchte HH, Olschewski H, Schmeisser A, Speich R, Wilkens H, Opitz CF. Right heart catheterization in pulmonary hypertension. Dtsch Med Wochenschr 2011;136(50):2601-16.

Voswinckel R, Hoeper MM, Kramm T, Ghofrani HA. Right heart failure in chronic pulmonary hypertension and acute pulmonary embolism. Internist (Berl) 2012; 53(5):545-56.

Grünig E, Lichtblau M, Ehlken N, Ghofrani HA, Reichenberger F, Staehler G, Halank M, Fischer C, Seyfarth HJ, Klose H, Meyer A, Sorichter S, Wilkens H, Rosenkranz S, Opitz C, LeuchteH, Karger G, Speich R, Nagel C. Safety and efficacy of exercise training in various forms of pulmonary hypertension. Eur Respir J 2012;40(1):84-92.

Halank M, Einsle F, Lehman S, Bremer H, Ewert R, Wilkens H, Meyer FJ, Grünig E, Seyfarth HJ, Kolditz M, Wieder G, Höffken G, Köllner V. Exercise Capacity Affects Quality of Life in Patients with Pulmonary Hypertension. Lung 2013 May 17. [Epub ahead of print]

Becker-Grünig T, Klose H, Ehlken N, Lichtblau M, Nagel C, Fischer C, Gorenflo M, Tiede H, Schranz D, Hager A, Kaemmerer H, Miera O, Ulrich S, Speich R, Uiker S, Grünig E. Efficacy of exercise training in pulmonary arterial hypertension associated with congenital heart disease. Int J Cardiol 2012 Oct 4. [Epub ahead of print]

Nagel C, Prange F, Guth S, Herb J, Ehlken N, Fischer C, Reichenberger F, Rosenkranz S, Seyfarth HJ, Mayer E, Halank M, Grünig E. Exercise training improves exercise capacity and quality of life in patients with inoperable or residual chronic thromboembolic pulmonary hypertension. PLoS One 2012;7(7):e41603.

Grünig E, Maier F, Ehlken N, Fischer C, Lichtblau M, Blank N, Fiehn C, Stöckl F, Prange F, Staehler G, Reichenberger F, Tiede H, Halank M, Seyfarth HJ, Wagner S, Nagel C. Exercise training in pulmonary arterial hypertension associated with connective tissue diseases. Arthritis Res Ther 2012;14(3):R148.

Grünig E, Lichtblau M, Ehlken N, Ghofrani HA, Reichenberger F, Staehler G, Halank M, Fischer C, Seyfarth HJ, Klose H, Meyer A, Sorichter S, Wilkens H, Rosenkranz S, Opitz C, LeuchteH, Karger G, Speich R, Nagel C. Safety and efficacy of exercise training in various forms of pulmonary hypertension. Eur Respir J 2012;40(1):84-92.

Grünig E, Ehlken N, Ghofrani A, Staehler G, Meyer FJ, Juenger J, Opitz CF, Klose H, Wilkens H, Rosenkranz S, Olschewski H, Halank M. Effect of exercise and respiratory training on clinical progression and survival in patients with severe chronic pulmonary hypertension. Respiration 2011;81(5):394-401.

Mereles D, Ehlken N, Kreuscher S, Ghofrani S, Hoeper MM, Halank M, Meyer FJ, Karger G, Buss J, Juenger J, Holzapfel N, Opitz C, Winkler J, Herth FF, Wilkens H, Katus HA, Olschewski H, Grünig E. Exercise and respiratory training improve exercise capacity and quality of life in patients with severe chronic pulmonary hypertension. Circulation 2006;114(14):1482-9.

Index

T

V

W

Y

Z